Dr. med. Ingfried Hobert

Die original Wildblüten-Essenzen

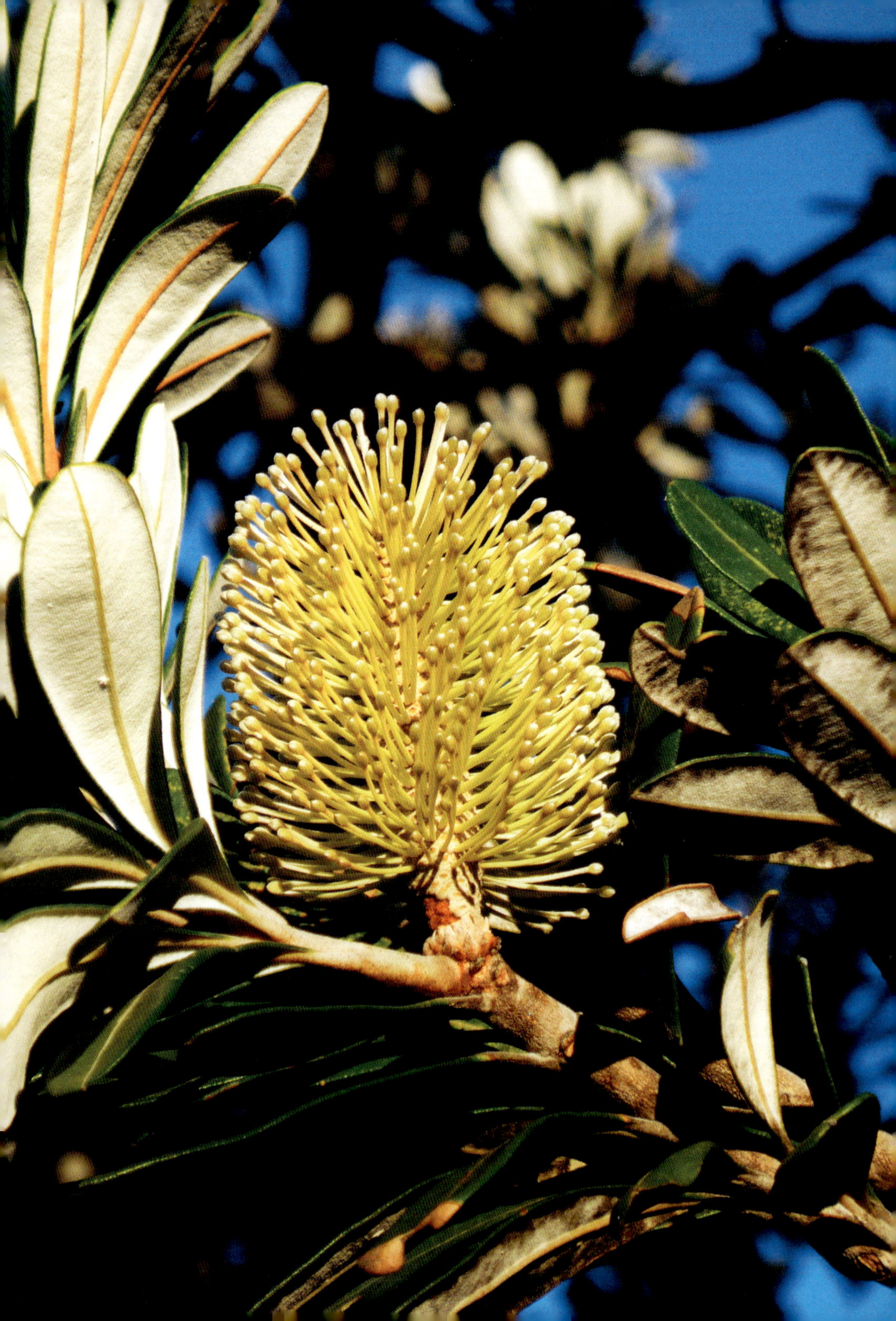

Dr. med. Ingfried Hobert

Die original Wildblüten-Essenzen

Naturkraft – Anwendung – Heilwirkung

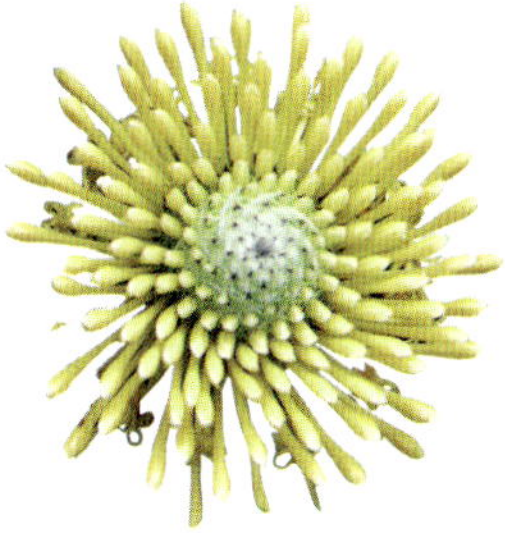

nymphenburger

MIX
Papier aus verantwortungsvollen Quellen
FSC® C084279
FSC
www.fsc.org

Umschlag und Layoutentwurf: www.atelier-sanna.com, München
Fotos außen und innen: Harald Tietze, Christiane Hobert
Satz: Grafikdesign Storch, Rosenheim
Reproduktion: G. Peschke Druckerei GmbH, München
Gesetzt aus 9,5/13 Meta Plus
Druck und Binden: Polygraf Print spol. s. r. o.
Printed in the EU
ISBN 978-3-485-01361-1

www.nymphenburger-verlag.de
www.drhobert.de

Inhalt

Zum Geleit

Dr. Ingfried Hobert hat mich vor sehr vielen Jahren auf seiner Suche nach ganzheitlichen Heilmethoden am andern Ende der Welt, in Australien, gefunden. Wir haben seither sehr viel Wissen und Erfahrungen ausgetauscht. Ich konnte es damals nicht fassen, dass ein deutscher Facharzt einen solchen Wissensdrang nach alltem überlieferten Heilweisen hat.

Sein Buch ist ein Schlüssel, um unsere Urheilkräfte wieder zu entdecken. Wenn wir in der Lage sind, die Dinge in uns und um uns herum anders zu sehen, werden sich die Dinge in uns und um uns herum ändern.

Die australischen Wildblüten-Essenzen wirken auf einer feinstofflichen Ebene, stärken die Selbstheilungskraft des Körpers und öffnen Tore, um das innere Gleichgewicht zu stabilisieren.

Harald W. Tietze

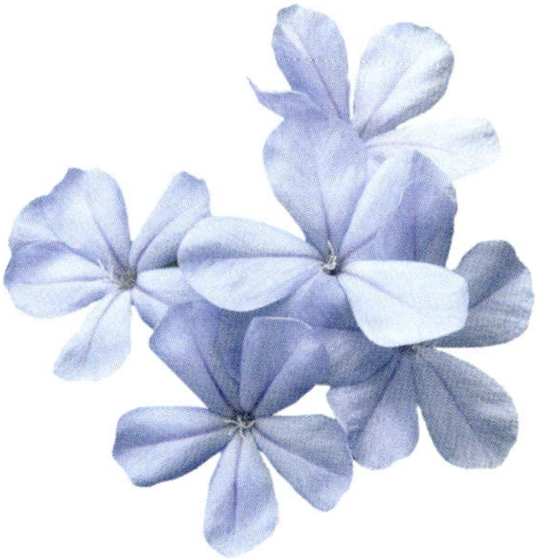

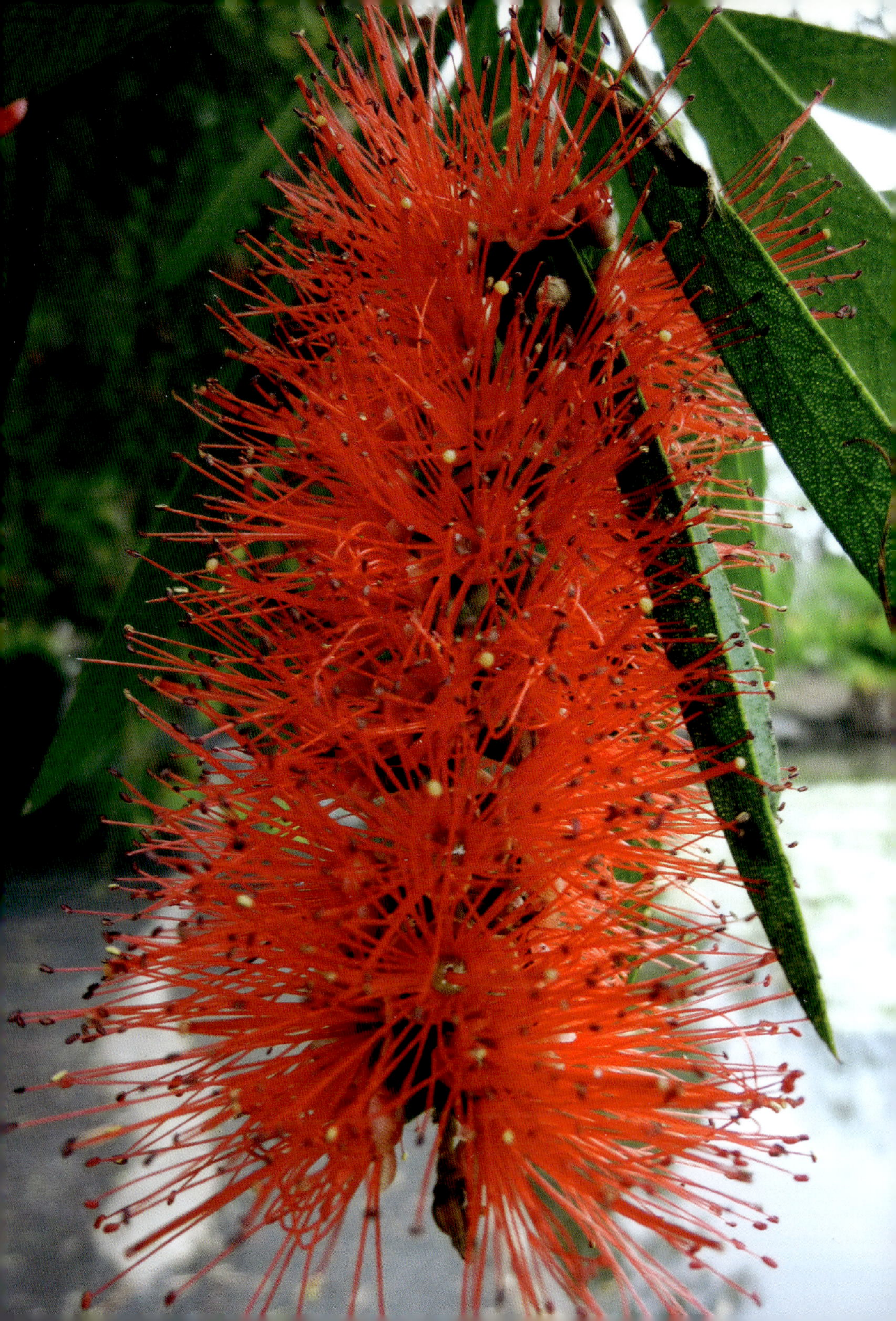

Einleitung

Immer wieder beschäftigt mich als Arzt die eng mit der Gesundheit verknüpfte Frage, was ein Leben eigentlich zu einem erfüllten und damit gelungenen Leben macht. Welche Faktoren bereichern das Leben und welche schränken es ein? Was nährt uns und hebt unser Energieniveau und was sind die Dinge, die an der Kraft zehren und unser Leben damit einschränken?

Wie können wir es immer wieder schaffen, unsere Kräfte zu mobilisieren und vielleicht sogar bislang unentdeckte Potenziale, Ressourcen und Möglichkeiten zur Entfaltung zu bringen?

Beim Erforschen des Heilwissens anderer Völker und Zeiten stehe ich immer wieder staunend vor einer riesigen Schatztruhe, die prall gefüllt ist mit wertvollen Kenntnissen über die verschiedensten Aspekte des Menschseins und Möglichkeiten der Heilung. Es sind vielfältige Einsichten, die durch Prüfung und Erfahrung zum Wohl der Menschen gesammelt und in bester Absicht an spätere Generationen weitergegeben wurden. Heilpflanzen aus den unterschiedlichsten meist noch sehr ursprünglichen Gegenden unseres Planeten spielen dabei eine tragende Rolle.

Viele davon wirken auf einer feinstofflicheren Ebene, als wir sie bisher kennen, und können uns helfen, unser Leben neu auszurichten, sodass es bereichernder und erfüllender wird.

Natürlich können wir nicht bestreiten, dass auch die moderne Schulmedizin mit ihren Arzneien im letzten Jahrhundert einen wichtigen Beitrag zur Bekämpfung von Leid und zur Stabilisierung unserer Gesundheit geleistet hat und in Teilbereichen der High-Tech-Medizin zweifellos auch heute noch immer leistet. In den letzten zehn bis 15 Jahren muss ich jedoch immer stärker wahrnehmen, dass diese Medizin in weiten Bereichen an ihre Grenzen stößt. Und nicht nur das, sie wird auch zu einem nicht zu unterschätzenden Gefahrenmoment für uns alle: zu viel, zu lange, zu hart, zu chemisch und zu nebenwirkungsreich, schadet sie in den meisten Fällen mehr, als dass sie wirklich nützt.

Die moderne Physik seit Albert Einstein und Niels Bohr fegt das alte Weltbild der voneinander getrennten Einheiten Geist und Körper hinweg. Immer mehr Wissenschaftler beginnen zu begreifen, dass das faszinierende Wunderwerk Mensch mehr ist als die Summe seiner Organe, die beliebig ausgetauscht und erneuert werden können. Die Quantenphysik lehrt uns inzwischen, dass Atome aus Energiewirbeln bestehen, die ständig in schwingender Bewegung sind. Jedes Atom hat – wie auch jeder Mensch – sein eigenes identifizierbares Energiemuster. Jede materielle Struktur hinterlässt ebenso wie jede menschliche Äußerung eine eigene einzigartige Energiesignatur. Diese kann »fein schwingend« unser System stärken, indem es unser Energieniveau anhebt, sie kann jedoch auch »grob schwingend« Kraft kosten und unser Leben einschränken.

Mit unserer inneren Haltung und dem, was in unserem Bewusstsein an Bedürfnissen, Gefühlen und Gedanken lebendig ist, formen wir unsere Energiesignatur, die mit einer Realität in Resonanz geht, wie wir sie täglich erleben. Mit Worten und körperlichem Ausdruck verstärken wir die ausgesendeten Energiemuster. Auf diese Weise formt letztlich das Bewusstsein unser Sein. Etwas, was SchamanInnen und MystikerInnen seit Urzeiten wussten, deckt sich nun endlich mit wissenschaftlichen Erkenntnissen. Es liegt nun in unserer Hand, was für Schwingungen wir mit unseren Gedanken, unserer Sprache und unseren Handlungen aussenden. Wir können eine fein schwingende Signatur erzeugen, die das Leben fördert und bereichert, oder grobe Energieschwingungen zulassen, die das Leben eher einschränken, da sie meist viel Kraft kosten und wenig nützen.

Bei einem Nankari, einem alten australischen Schamanen und Buschdoktor, lernte ich nach einer Initiierung Ende der Neunzigerjahre im australischen Outback Heilpflanzen kennen, die durch ihre außergewöhnliche energetische Signatur in der Lage sind, unser Energie- und Schwingungsfeld anzuheben. Es handelt sich um wild wachsende Pflanzen, deren Blütenessenzen uns mit der Natur in sehr direkter Weise verbinden und damit unser Bewusstsein schärfen und erweitern. Durch eine einzigartige Erntemethode, bei der die Blüte unverletzt ihre Essenz abgibt, ist es möglich, diese Energiesignatur zu konservieren und weiterzugeben. Die Erfolge waren verblüffend und sie übertrafen bei Weitem das, was ich beispielsweise schon von homöopathischen Mitteln her kannte.

Nach einigen Jahren der Arbeit mit den australischen Wildblüten-Essenzen (Love Remedies) wurden sie eine der tragenden Säulen meines ganzheitlichen Therapiekonzepts.

In diesem Buch möchte ich Ihnen zeigen, wie Sie selbst mit den australischen Wildblüten-Essenzen, den Love Remedies, Ihren Alltag verändern und Ihr Leben bereichern können. Im Wesentlichen helfen die Blüten, in drei lebensentscheidenden Bereichen tiefere Verbindung zu schaffen. Es ist die Verbindung mit der Natur, die Verbindung mit sich selbst und die Verbindung mit anderen Menschen.

Dank der Intelligenz unseres Körpers und unseres geistigen Bewusstseins sind wir in der Lage, lebenseinschränkende Überzeugungen, Glaubenssätze und andere Hindernisse zu überwinden. An ihrer Stelle können wir ganz neue, kraftvolle Felder aufbauen, die unserem Leben dienen und es auf anregende Weise bereichern. Unsere bewusste Verbindung mit den Naturkräften führt zu einer Ausdehnung unseres Gewahrseins, unserer Achtsamkeit, die dem Einzigartigen und Genialen in uns die Türen öffnet. Dabei geht es um nicht weniger, als unsere eigene höchste Zukunftsmöglichkeit zu erkennen und mutig zu leben sowie gemeinsam daran mitzuwirken, das Leben aller zu bereichern.

Ihr Ingfried Hobert

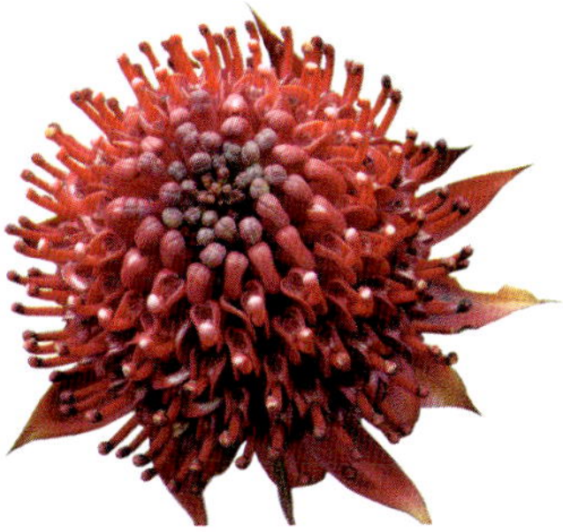

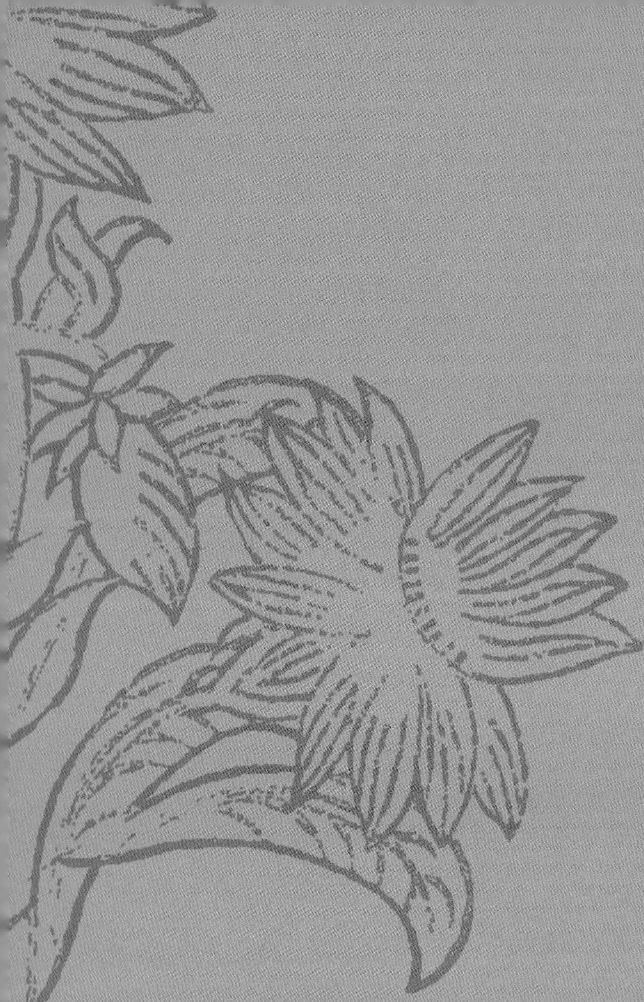

Die original australischen Wildblüten-Essenzen

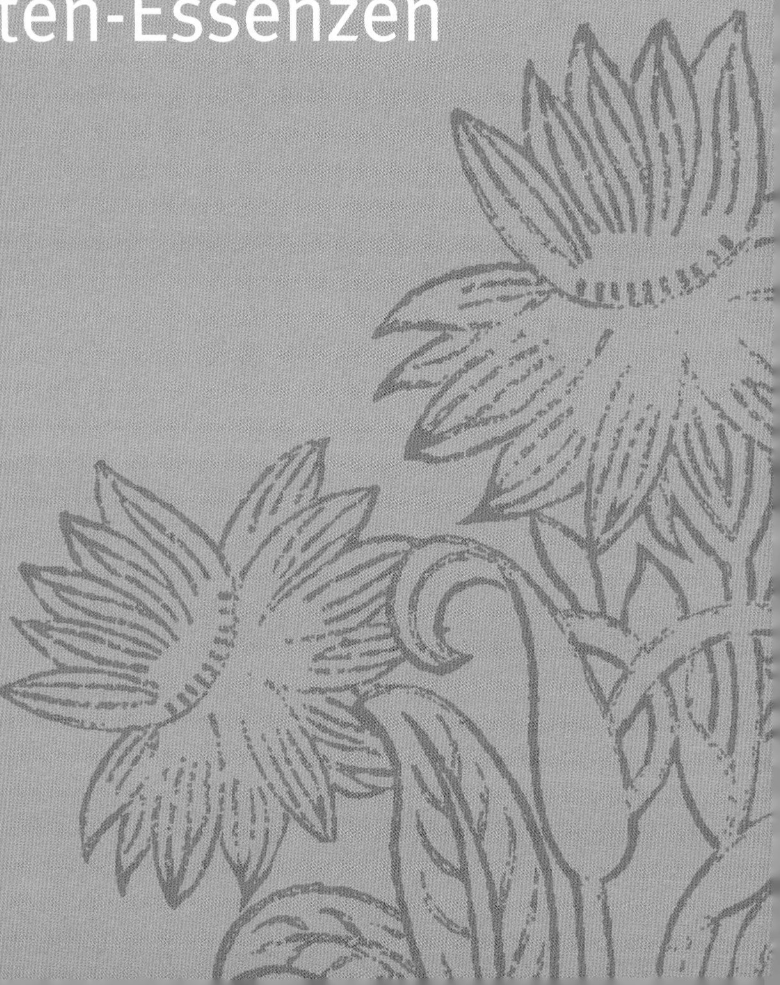

Von der Urkraft der Natur

Beim Betrachten der Erde vom Flugzeug aus bewegt mich immer wieder ihre atemberaubende Schönheit und Vielfalt. Eine eindrucksvolle Komposition aus Wäldern, Bächen, Flüssen, Seen, Ozeanen, Inseln, Gebirgen, Wüsten und Packeis. Überall gibt es Leben, alles scheint so wunderbar verwoben und miteinander verbunden. Alles ist in Bewegung, fließt und entwickelt sich fortwährend weiter. Wir Menschen bewohnen die Erde und teilen sie mit allen Lebewesen, mit den rosa Flamingos in den afrikanischen Salzseen genauso wie mit dem allein lebenden Eisbär in den weiten Polargebieten oder dem Adler, der hoch über den Bergen seine Kreise zieht. Die Erde sorgt für uns, wir trinken ihr Wasser und nutzen ihre Pflanzen und Früchte, um uns zu ernähren. Die Blätter der Bäume schenken uns frische Luft zum Atmen, in ihrem Schatten ruhen wir uns aus und an ihren Stamm können wir uns jederzeit anlehnen. Was wären wir ohne den Trost der Bäume! Im Gleichgewicht der Natur hat alles einen Sinn, jedes noch so kleine und bescheidene Lebewesen hat seine Aufgabe: Es dient sich selbst und seiner Umgebung. Gibt es ein Prinzip hinter all diesen Erscheinungen, das es zu erkennen und zu nutzen gilt, zu unserem und dem Wohl aller?

Wiederbegegnung mit der Urkraft

Jeden Tag aufs Neue verleihen Naturschauspiele, Pflanzen, Tiere und Menschen unserem Planeten ein neues Gesicht. Er ist ein Organismus, der niemals schläft und einem eigenen Rhythmus folgt. Er entwickelt sich und unterliegt dabei bestimmten Gesetzmäßigkeiten. Dank unseres Bewusstseins sind wir in der Lage, diese zu erfassen und zu erforschen – wenn wir dazu bereit sind, ganz bewusst zu sehen, zu hören, zu riechen, zu tasten, zu schmecken, zu empfinden, zu atmen, zu reden, zu singen, zu essen, uns zu berühren, uns zu bewegen und auf unseren Füßen vorwärts zu schreiten. Dann erfahren wir die wunderbare Fülle all der Geschenke, die sich uns offenbaren, und erleben es als großes Glück, all dies spüren und erfahren zu dürfen.

Die unglaubliche Vielfalt, die uns umgibt, nehmen wir im Alltag meist als selbstverständlich hin, unsere Sinne sind durch ein Übermaß an aufgebauschten Informationen abgestumpft, womit wir der Erfahrung des Wunderbaren im Kleinen beraubt werden.

In Verbindung sein

Was wir weitgehend vergessen haben: Die Dinge unserer natürlichen Umwelt auf die uns eigene Weise zu erfassen und mit ihnen in Verbindung zu treten nährt uns auf seelischer Ebene und schließt uns an eine Kraftquelle an, deren Umfang und Stärke grenzenlos ist. Die Naturvölker aller Zeiten und Orte auf unserem Planeten wussten um die der Natur innewohnenden Kräfte und hatten Techniken und Rituale, sich mit dieser Urkraft zu verbinden. Die Aborigines suchten und suchen sich intuitiv Kraftplätze, also Orte, an denen sie die Erdenergie besonders stark spürten. Mithilfe ritueller Techniken tankten sie dort ihre Energien auf. Durch ihr Leben in enger Einheit mit der Natur bewahrten sie ihr geistiges und seelisches Wohlbefinden. Wie viele Naturvölker orientierten sie sich dabei an dem Prinzip des Gleichgewichts, das sie in der Natur fanden, und lebten in Harmonie mit seinen Gesetzen.

Das Wahrnehmen feinstofflicher Ebenen

Ihr Wissen um die Gesetze und Heilkräfte der Natur spiegelt ein besonderes Bewusstsein um die unsichtbaren Vorgänge wider, die uns wie ein Gewebe umgeben. Die Erforschung von Heilpflanzen, Heilmitteln und Heilkonzepten der alten Kulturen bringt viele erstaunliche, manchmal auch verwunderliche Dinge zum Vorschein. Meist verbergen sich hinter den sichtbaren Heilweisen äußerst komplexe Wirklichkeitsauffassungen und Weltbilder, die uns bei näherer Betrachtung ganz spannende Perspektiven aufzeigen. Dabei zeigt sich, dass ohne eine Anerkennung spiritueller und energetisch-feinstofflicher Zusammenhänge keine wirkliche Heilung möglich ist. Jeder Mensch, jede Gemeinschaft steht untereinander in einem Geflecht von Beziehungen. Ähnlich wie ein Weber mit Wolle und Webstuhl stellen alle Beteiligten durch ihre sichtbaren und unsichtbaren Handlungen auf emotionaler, geistiger und damit letztlich auch körperlicher Ebene ein Gewebe her. Dieses kann man in der Festigkeit und Haltbarkeit als gesund oder ungesund und in der Schwingung und seiner ganz eigenen Signatur als harmonisch oder disharmonisch charakterisieren.

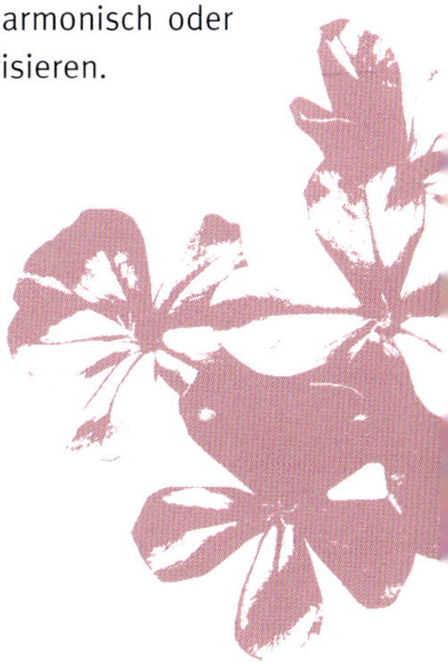

Eingebettet in eine Urkraft

Auch die Natur ist – und mit ihr alle ihre Bewohner – durchdrungen von einem unsichtbaren Netz gegenseitiger Abhängigkeiten und Entsprechungen. Wie innen so außen, wie oben so unten. Alles spiegelt sich in allem wider. Und alles, was ist, wird von einer spürbaren Urkraft gespeist, die der Motor von Bewegung und Weiterentwicklung ist. Diese Kraft bewirkt, dass die Erde sich um sich selbst dreht und die Sonne auf- und untergeht. Sie ist der treibende Impuls, der uns morgens aufwachen und dann aufstehen lässt. Sie steckt im Innern des Samens einer Eichel und bringt diese dazu, Keime zu bilden, Wurzeln zu schlagen, sich zu einer Eiche zu entwickeln und über Hunderte von Jahren zu wachsen und sich zu entfalten. Die Urkraft zeigt sich in allem, was wir um uns herum erblicken und was unsere Sinne wahrnehmen, wenn wir darauf achten – wie es die Ureinwohner Australiens seit jeher tun.

Die Weltsicht der Aborigines

Weit jenseits aller Worte und Vorstellungen liegt das ewig Göttliche, das ohne Raum und Zeit immer Existierende, der Ursprung alles Seienden. Es lässt sich nur mit immer neuen Gleichnissen und Parabeln umkreisen, was viele Naturvölker in ihren Schöpfungsmythen getan haben. Bei den Aborigines liegt der Ursprung von allem, was existiert, in der Traumzeit vor vielen Millionen Jahren. Sie markiert den Beginn aller Zeit und aus ihr wurden die Erde und mit ihr die Menschen, Tiere, Bäume, Felsen, Flüsse und jegliches Leben geschöpft bzw. von spirituellen Wesen, auch totemischen Ahnen, erträumt – was bedeutet, dass alles miteinander verwandt und in seinem tiefsten Urgrund eins ist. Dieses Wissen wurde und wird von Generation zu Generation weitergegeben, aus ihm entwickelte sich die schätzungsweise zwischen 40 000 und 150 000 Jahre alte, bis heute überlebende Kultur der Aborigines, ihre Stämme, Gesetze, Rituale und Kunst. Die Ureinwohner Australiens verstehen sich dabei als Verwalter des Landes, eine Aufgabe, die sie für ihre Vorfahren und die Urzeitgeister übernehmen, ja von ihnen quasi übertragen bekommen haben und sich dafür verantwortlich sehen.

Die Traumzeitgeschichten der Aborigines, das, was wir in unseren Breiten als Mythen beschreiben würden, beschäftigen sich mit den Beziehungen, die zwischen der unsichtbaren und der sichtbaren Welt bestehen. Allem Sein liegt den Aborigines nach die »Sacred World« zugrunde, eine Welt, die schon immer war, immer ist und immer sein wird. Sie wird auch als die passive schöpferische weibliche Kraft verstanden, die außerhalb von Raum, Zeit, Geist und Materie existiert. Sie ist der Urgrund, aus dem alle Muster, Schwingungen und Kraftfelder hervorgehen, die seit Anbeginn der Zeit bestehen und auf alle Schöpfung und alles Leben einwirken.

Nach Ende der Traumzeit hat sich der Kosmologie der australischen Ureinwohner zufolge die physikalische Welt manifestiert, es entstand Dualität, eine klare Zweiheit. Doch hinter der sichtbaren, materiellen Welt existieren die feinstofflichen in der Traumzeit angelegten Muster, Schwingungen und Kraftfelder weiter. Sie sind für das normale Bewusstsein des Menschen in ihrem ganzen Umfang unfassbar und bleiben verborgen. Ihr Wirken wird jedoch über Traumzeitgeschichten den Stammesmitgliedern zugänglich gemacht, in Ritualen mit Kostümen und Gesang vorgeführt und für einige Initiierte in tiefer Trance spürbar. Heilern und Schamanen ist es sogar vergönnt, in das Kraftfeld der »nichtalltäglichen Wirklichkeit« einzutauchen. Sie sind Reisende zwischen den Welten, Mittler zwischen dem Sichtbaren und Unsichtbaren und Hüter der sozialen Ordnung auch zwischen der Gemeinschaft und der übernatürlichen Welt. Durch Erzählungen und Rituale blieb das Wissen über das Wirken des Unfassbaren in der sichtbaren Welt über Jahrtausende erhalten, es dient als Grundlage für das Leben und die Beziehungen der Menschen untereinander. Und es bestimmt auch die Art und Weise, wie Krankheit und Gesundheit verstanden werden.

Krankheit gleich Trennung von der Natur

Wie alle Naturvölker sehen die Aborigines in Krankheiten die Folge einer Entfremdung und Trennung von der Einheit mit der Natur. Es wurde auf irgendeine Weise gegen ein Gesetz der Schöpfung verstoßen, dadurch die Harmonie der Schwingung aufgehoben oder die Kommunikation unterbrochen. Ein Ungleichgewicht des Geistes und der Seele des Einzelnen oder der Gemeinschaft kann durch Fehlverhalten (z. B. Verletzungen verstorbener Ahnen, Ehrfurchtlosigkeit gegenüber Eltern oder alten Menschen, Tabuübertretungen, Verstöße gegen göttliche Gebote, Eifersucht, Geschlechtsverkehr vor der Ehe) oder Flüche, Verhexungen, Ahnengeister oder Dämonen verursacht werden. Auch Ehebruch, unglückliche Liebe, soziale Entwurzelung und Überforderung stören die ursprüngliche Harmonie. So kommt es zu einer Spaltung, die Beziehung zwischen dem Betroffenen und der unsichtbaren Welt ist gestört. Die Behandlung erfolgt mit geweihten Gegenständen (Sakramentalien), der Anfertigung von Amuletten, Opferritualen, Gebeten, Beschwörungen, Exerzitien, aber auch Heilpflanzen wie etwa Blütenessenzen.

Zehn Weisheiten der Nangkaris

1. Spürt das Gras unter euren Füßen, küsst die Erde mit euren Zehen.
2. Achtet die Natur und haltet bewusst Kontakt, nutzt ihre Kräfte und lasst zu, dass sie euch auftankt.
3. Schützt unsere Mutter Erde und fügt ihr keinen Schaden zu.
4. Sucht euch euren Platz in der Natur und nutzt ihn als Kraftplatz, um euch zu heilen, wenn ihr krank seid.
5. Achtet eure Ahnen, denn sie leiten und schützen euch auf unsichtbare Weise. Außerdem senden sie euch Kraft, wenn ihr es zulasst.
6. All eure Gedanken sind reine Energie – positive wie negative. Sie entscheiden darüber, was euch als Nächstes passiert.
7. Setzt die Energien der Gedanken und Gefühle bewusst ein, um euer Leben so zu steuern, wie ihr es aus tiefstem Herzen spürt.
8. Achtet den Augenblick und genießt ihn. Er ist das Beste, was ihr habt und das Einzige, was vergeht.
9. Verhaltet euch zum Wohle aller und lasst nicht ab, der Melodie des Herzens und der Liebe zu lauschen und ihr zu folgen.
10. Wendet schamanische Techniken der Reinigung an, um euch von Altem zu lösen, damit Neues entstehen kann und ihr zu eurer wirklichen Bestimmung finden könnt.

Die Einheit aller Lebewesen in einem großen Geist und der Respekt für die Natur ist für die Ureinwohner Australiens eine Selbstverständlichkeit. Sie leben seit Jahrtausenden in diesem Bewusstsein und in engem Kontakt mit einer natürlichen Umgebung. Sie ist ihnen spirituelle Heimat, aufgeladen mit feinstofflicher Energie der Urahnen, die sie wahrnehmen und an der sie teilhaben. Deshalb fühlen sie sich in ihr geborgen, auch wenn die Anforderungen oft hart sind.

Wir im sogenannten zivilisierten Westen verbringen die meiste Zeit in künstlich beleuchteten und beheizten Büros, Schulen oder Wohnungen aus Beton und Stahl. Tagtäglich haben wir eher Umgang mit unbelebten Objekten, Computern, Telefonen, Autos, aber selten mit Bäumen, Tieren, Flüssen, Seen oder Gartenerde. Natur findet nur in der Freizeit statt, aber eigentlich dient sie nur als Hintergrundkulisse für zahlreiche sportliche Aktivitäten. Und wenn wir einmal rausgehen, ist es uns zu heiß, zu kalt, zu regnerisch oder zu stürmisch.

Wir haben größtenteils kein Bewusstsein mehr dafür, dass auch wir immer noch Teil der Natur sind, sie unser eigentliches Zuhause ist oder wie die Mystiker sagen: der Urgrund unseres Seins. Diese Entfremdung beraubt uns aber unserer Verbundenheit mit unseren ursprünglichen Wurzeln und damit einer natürlichen Kraftquelle, aus der wir jederzeit schöpfen könnten.

»Gehst du einen Schritt auf die Natur zu, so kommt sie dir zwei Schritte entgegen.«
Guboo, Stammesältester der Aborigines und Friedensaktivist

Die Wildblüten-Essenzen

Die australischen Wildblüten-Essenzen können uns helfen, unsere eigene Natur wieder besser zu verstehen und anzuerkennen. Wir nähern uns einem immer größeren Verständnis für das, was in uns vorgeht und lebendig ist. Nichts daran ist verkehrt. Alles ist in Ordnung. Es gibt nichts zu werten. Zweifel ist sinnlos. Wir dürfen so sein, wie wir sind. Jede Haltung, die Einverstandensein, Selbstakzeptanz, Dankbarkeit und Empathie zum Ausdruck bringt, fördert das Leben, indem sie unser Energieniveau anhebt. Wertung, Urteil, Widerwillen, Ablehnung, Hass und viele weitere ähnlich geartete Emotionen und Denkweisen schränken das Leben ein und senken unser Energieniveau. Derartigen Projektionen liegen fast immer unverarbeitete Schattenthemen zugrunde. Diese

wollen zu Tage gefördert und betrachtet werden. Die Verbindung mit der Urkraft der Natur in uns und um uns herum stärkt und sensibilisiert unser System.
Die Blütenessenzen schaffen und schärfen ein Bewusstein für das, was an Bedürfnissen und Gefühlen in uns lebendig ist. Mit der feinstofflichen Signatur wertvoller Heilpflanzen bringen sie uns in Resonanz mit der Kraft der Natur. Wir schwingen ein auf eine Schwingung, die uns feiner wahrnehmen und agieren lässt. Dies fördert und bereichert unser Leben und hebt unser Energieniveau. Wir werden sensibler und empfindsamer und spüren damit mehr von unserer inneren Weisheit.
Für die australischen Ureinwohner ist die Natur die größte Heilerin überhaupt: In der Natur sein, lauschen, zuhören, sehen, betrachten, fühlen, mit Pflanzen in Kontakt treten, lässt sie die Ganzheit der eigenen Person in der Natur erkennen. Durch das Mitschwingen in diesem uralten Feld, das den Aborigines nach ja unmittelbar an den Urgrund des Seins angeschlossen ist, werden ihre Energiereserven aufgefüllt, Lebenskraft wird gestärkt, Freude und Gefühle der Fülle und Liebe zu allem, was ist, entstehen.
Die Wildblüten-Essenzen stammen von wild wachsenden Heilpflanzen des australischen Outback. Als »Love Remedies« werden sie mit einer einzigartigen Erntemethode, bei der weder Pflanze noch Blüte Schaden nehmen, gewonnen. Das neue revolutionierende Ernteverfahren konserviert die Schwingung der lebenden Blüte, sodass sie uns zur Verfügung steht. Bereits die Urweinwohner wussten um die heilsamen Wirkungen der Wildblüten-Essenzen und integrierten sie aufgrund ihrer bewusstseinsklärenden, inspirierenden und Gesundheit schenkenden Kraft in ihr Leben und Heilsystem. Seit Ende der Neunzigerjahre sind sie bei uns erhältlich und helfen mit ihren hochfrequenten Schwingungen und Transformationskräften auch dem modernen Menschen, sich wieder an die Urkraft der Natur und das eigene innere Wesen anzubinden. Sie können wertvolle Impulsgeber und Begleiter in schwierigen Lebenssituationen sein.
Dank ihres ungeheuren Gespürs für die feinen Schwingungen der Natur wussten und wissen die Ureinwohner Australiens auch, welche Pflanze in ihrer Umgebung ihnen bei bestimmten Problemen, Konflikten oder unharmonischen Zuständen helfen können, wieder ins Reine zu kommen.

Warum australische Wildblüten-Essenzen?

Australien ist, geologisch betrachtet, der älteste Kontinent unserer Erde. Er entstand, als vor mehr als 64 Millionen Jahren von der damals zusammenhängenden südlichen Landmasse Gondwana die indische und afrikanische Erdplatte abdrifteten und sich 20 Millionen Jahre später Australien, die Antarktis und Südamerika ebenfalls teilten. Australien trieb in ein neues, trockeneres und wärmeres Klima ab, wodurch viele der einstigen Pflanzen abstarben. Andere bewährten sich im Überlebenskampf, erwarben neue Eigenschaften, die es ihnen erlaubten, unter den zum Teil extremen Bedingungen zu bestehen. Es entwickelten sich Pflanzenarten und -familien, die selten und einzigartig und nur in Australien beheimatet sind.

Während in der nördlichen Hemisphäre vor allem im Frühling und Sommer Hauptblütezeit ist, findet man in Australien zu fast jeder Zeit üppig blühende Pflanzen. Das macht die Schönheit des australischen Buschs aus, die viele Besucher so überrascht und fasziniert. Gleichzeitig vermittelt sich die starke Kraft und Vitalität der Pflanzen, die sich über Jahrtausende der Anpassung an eine eher unwirtliche Umgebung herausgebildet haben. Kein Wunder, dass die Blüten dieser Pflanzen von den australischen Ureinwohnern zu Heilzwecken genutzt wurden. Bekannt ist, dass die Aborigines die Blütenessenzen in Form von Tau auf der Blüte zu sich nahmen oder sie übergossen die Blüten wiederholt mit Wasser, das sie auffingen und dann tranken. Wenn sie wussten, dass eine Pflanze ungenießbar war, nutzten sie trotzdem ihre Ausstrahlung – was zeigt, über welch fein gestimmtes Sensorium sie verfügten: Dazu setzten sie sich mitten in die Pflanzengruppe oder unter sie und nahmen die Heilschwingungen in sich auf. Mit der Zeit lernten sie die einzelnen Qualitäten der Pflanzen kennen und auf welche Bedürftigkeit im Menschen die jeweiligen »Informationen« oder auch »Schwingungen« trafen und sie ausgleichen konnten. So vermittelt jede australische Wildblüte eine ihr ganz eigene Botschaft und Wirkkraft, die mit dem Energiefeld des Menschen in Beziehung steht und es zu harmonisieren und zu transformieren vermag.

Die Wiederentdeckung der Blütenessenzen

Edward Bach verdanken wir die Wiederentdeckung der Blütenessenzen. Durch seine Erfahrungen, die er vor allem mit in England heimischen Pflanzen sammelte, öffnete er das Tor zur Rückbesinnung auf eine Heilweise, die in vielen Kulturen bekannt und geschätzt, aber verloren gegangen war. Mit seinem System von 38 Blütenessenzen hielt er allerdings das Wirkungspotenzial für ausgeschöpft und weitere Essenzen für unnötig und überflüssig. Nach seinem Tod 1936 wurde sehr wenig Blütenforschung betrieben, der Auftrag, im Sinne Bachs zu handeln und sich auf die vorhandenen Blütenessenzen zu konzentrieren, war stärker.

Ab den 1980er-Jahren erwachte dann an mehreren Orten auf der Welt gleichzeitig ein wachsendes Interesse an der Wirkung von Essenzen aus der unmittelbaren heimischen Umgebung. Es kamen energetisch wirksame Essenzen dazu, die wichtige Themen der modernen Gesellschaft aufgreifen, die im Bach-Blütensystem nicht vertreten waren und die die veränderten Bedürfnisse der heutigen Zeit berücksichtigen.

Die Essenzen fordern auf zur Selbsterkenntnis, zur Betrachtung der eigenen Schwächen, aber auch zur Entdeckung der eigenen Stärken und der vielleicht nur tief verborgenen Weisheit, die uns allen innewohnt.

Während unsere tägliche Nahrung das Energiemuster unserer Umgebung tragen und auch die herkömmliche allopathische Medizin aus der Gegend kommen sollte, wo wir wohnen, so ist es bei der feinstofflichen Schwingungsmedizin aus meiner Sicht etwas anders. In der heutigen Zeit vieler außergewöhnlicher Herausforderungen und festgefahrener Strukturen brauchen wir mehr denn je Impulse von anderen Kulturen und Kontinenten, wo Natur noch in ihrer ursprünglichen Form lebendig ist.

Impulsgeber ohne Nebenwirkungen

Die australischen Wildblüten-Essenzen gelten als besonders kraftvolle Katalysatoren für Menschen, die aus sich selbst heraus heil werden, sich beim Durcharbeiten und Lösen ihrer Probleme unterstützen und begleiten lassen wollen. Die Pflanzen, aus denen sie gewonnen werden, wachsen noch in einer weitgehend unberührten Natur heran. Ihre außergewöhnliche Energie bleibt durch die besondere Art der Herstellung der Essenzen bewahrt.

Sie wecken die Kraft für positive Veränderungen, die bereits in jedem Menschen selbst liegt. Diese Kraft auch wirklich zu nutzen ist die große Herausforderung an jeden Einzelnen, die nehmen uns die Blütenessenzen nicht ab. Doch sie lassen erkennen, dass ein emotionales Ungleichgewicht, das Krankheit nach sich ziehen kann, immer ein Zeichen dafür ist, dass »neues Land« entdeckt werden will. Dazu müssen wir uns eingestehen und herausfinden, was wir wirklich und ehrlich brauchen, um erfüllt zu leben. Körper, Geist und Seele lassen uns durch ihre Rückmeldungen dann wissen, ob wir uns auf dem für uns richtigen Weg befinden oder nicht: Schwingen sie in Harmonie, haben wir unser Gleichgewicht wiedergefunden. Gute Gefühle, die das Schwingungsniveau erhöhen, sind die Belohnung.

Auf den Beipackzetteln herkömmlicher Arzneien wird oft eine ganze Reihe von möglichen Nebenwirkungen beschrieben, die meist zu Recht beängstigend sind. Wer sich darüber beklagt, bekommt häufig zu hören: Es gibt keine pharmazeutische Wirkung ohne Nebenwirkung!

Anders bei den Blütenessenzen: Sie geben auf energetischer Ebene feinstoffliche Informationen, Schwingungen und Impulse weiter, die im Kranken einen Reiz zur Selbstheilung in Gang setzen. Wenn die Schwingungen nicht zusammenpassen, werden sie nicht aufgefangen und gehen sozusagen an Geist, Seele und Körper vorbei.

Wertvolle Helfer in Zeiten der Veränderung

Die Hektik des modernen Alltags schränkt unser Bewusstsein auf ein enges Feld von Funktionieren- und Mithaltenmüssen, wenn nicht sogar Kämpfen, ein, wodurch wir uns in unserer Gesamtheit immer weniger wahrnehmen und spüren. Dass Burn-out-Syndrom, Depressionen und andere Erschöpfungszustände immer mehr zunehmen, wundert da nicht. Die Schulmedizin hält oft schnell mit der Gabe von Psychopharmaka dagegen, was das Problem nicht an der Wurzel packt, sondern es nur hinausschiebt. Die ersten Anzeichen für ein Wachstumsprozess werden damit durch die Medikamente erstickt: Sie machen die Menschen träge, müde und lethargisch, unterdrücken das intuitive Selbst – die festgefahrene Situation kann sich durch dieses »Ruhigstellen« nicht wirklich lösen. Das Ausgebranntsein in der modernen Gesellschaft wird nicht als Ausdruck fehlender Rückbindung an die Urkraft der Natur und das Göttliche in uns erkannt: Dabei zeigen Erfahrungen in der Praxis, dass Menschen diesen Mangel durchaus spüren. Ein Weg ihn zu kompensieren liegt dann oft in dem Versuch, die Leere mit einem Übermaß an äußeren materiellen Dingen zu befriedigen oder sich in Überaktivität zu stürzen, was den Stress jedoch noch vermehrt. Für viele ist in einer solchen Situation »Entschleunigung« und Innehalten ein erster Schritt, um wieder zu »Bewusstsein« zu kommen. Dass Ruhe, Achtsamkeit, Gelassenheit und Langsamkeit das eigene Ich stärken können, ist für die meisten ein wahres Aha-Erlebnis.

Um einschränkendes und zehrendes Verhalten zu verlernen, eignen sich die australischen Wildblüten-Essenzen, da sie nicht nur unser Bewusstsein schärfen, sondern uns auch Impulse vermitteln, die uns wieder an unsere Ressourcen heranführen. Unbegrenzte Möglichkeiten schlummern in uns und warten darauf, zur Entfaltung gebracht zu werden. So wie jede Pflanze seinen ganz eigenen Platz im Outback gefunden und dort das Beste von sich zur Entfaltung gebracht hat, so kann sie auch uns helfen, das Beste in uns zu finden und zu verwirklichen.

Die Gewinnung der Wildblüten-Essenzen

Die Wildblüten-Essenzen werden im australischen Outback von dort wachsenden Heilpflanzen gewonnen. Einer ihrer Geburtshelfer war der kräuterkundige Harald W. Tietze, der vor über 25 Jahren von Franken nach Australien ausgewandert und mittlerweile mit vielen Heilern der australischen Ureinwohner befreundet ist. Zusammen mit der ebenfalls in Australien lebenden Aromatherapeutin und Expertin für Wildkräuter Juta Stepanovs stellte er die ersten 100 Wildblüten-Essenzen her. Zusammen erspürten und bestimmten sie die möglichen Anwendungsgebiete – und kamen schließlich auf die 45 Essenzen, die unter dem Namen »Love Remedies« bekannt sind. Im Unterschied zu anderen Blütenessenzen bewahren die Wildblüten-Essenzen die ungebrochene Vitalität lebender Urpflanzen, was der einzigartigen Gewinnungsmethode zu verdanken ist. Sie wurde von Juta Stepanovs entwickelt und unterscheidet sich von den herkömmlichen Verfahren, auf die ich kurz eingehen möchte.

Üblicherweise werden Blütenessenzen auf zwei verschiedene Weisen gewonnen: mit der Sonnenmethode und der Kochmethode, die der englische Arzt und europäische Blütentherapie-Pionier Dr. Edward Bach entwickelt hat. Bei beiden Vorgehensweisen werden Blüten der jeweiligen Pflanze abgeschnitten oder abgezupft. Bei der Sonnenmethode kommen sie dann in eine Schale mit reinem Quellwasser, wo sie drei Stunden der prallen Sonne ausgesetzt werden. Dabei verwelken sie und übertragen ihre Kraft, ihren »Geist«, auf das Wasser. Das Wasser wird gefiltert, mit einem gleich großen Anteil an Alkohol haltbar gemacht und als Blütenessenz-Konzentrat in Fläschchen (Stockbottles) abgefüllt.
Die Kochmethode wird – vor allem bei den Bach-Blüten – für die Blüten von Bäumen, Büschen und Sträuchern verwendet, die sehr früh im Jahr blühen. In dieser Zeit ist die Sonneneinstrahlung meist noch zu schwach, um die Essenzen mit der Sonnenmethode zu gewinnen. Auch sie werden gepflückt, dann jedoch eine halbe Stunde lang ausgekocht, bevor der Topf zum Abkühlen ins Kalte gestellt wird. Nach dem mehrfachen Filtern wird das »imprägnierte« Wasser mit etwas Alkohol zum Konservieren ebenfalls als Konzentrat in Fläschchen aufbewahrt.

Bereits dem sehr feinfühligen Dr. Bach war es ein Bedürfnis, das »Pflanzenwesen« für die Gewinnung der Blütenessenz möglichst nicht zu zerstören. Bevor er Blüten abschnitt oder pflückte, bat er die Pflanze um ihre Zustimmung. Außerdem versuchte er, die Blüten immer im Stadium der Vollreife oder Vollendung zu ernten, kurz bevor sie von selbst abgefallen wären. Einige von Bachs Nachfolgern fingen die heilsame Schwingung der Blüten mit Bergkristallen ein, die in Wasser gelegt wurden, auf das sich heilsame Wirkung übertrug. Als sehr sanft gilt die Jan-Trenorden-Methode: Die Australierin, die dieser Vorgehensweise ihren Namen gab, hängte mit Wasser gefüllte Gefäße an die Pflanze und bog Blüten oder auch Blätter und anderer Pflanzenteile hinein.

Die Stepanovs-Methode oder der Weg der Liebe

»Können Pflanzenteile, die unter Anwendung von Gewalt geerntet wurden, wirklich Ausgangsbasis für ein Heilmittel sein, das sich positiv auf das Energiesystem eines Menschen auswirken soll?« Diese Frage beschäftigte Juta Stepanovs. Sie hatte von wissenschaftlichen Versuchen gehört, die belegen, dass auch Pflanzen Stress erleben und Schmerzen empfinden, wenn sie verletzt oder beschnitten werden. Sie begab sich deshalb auf die Suche nach einer Methode, die noch sanfter zu den Blüten ist, die Pflanze nicht »traumatisiert« und die zudem die Umwelt nicht negativ beeinflusst oder die Natur noch weiter ausbeutet.

Ihre Vision war ein Blütenheilmittel, das die Pflanzen »freiwillig« und großzügig ohne jeden Stress abgeben, als ein Akt der Liebe. Nur ein Heilmittel, das selbst Ganzheit und Gesundheit ausstrahlt, nichts von seiner eigentlichen Kraft einbüßen muss, so glaubte Stepanovs, wäre ein wirklicher Gegenpol des Friedens in einer spannungs- und konfliktgeladenen Welt und könne dem täglichen Überlebenskampf mehr Lebensfreude entgegensetzen.

Eine sehr schonende Methode, eine Blütenessenz zu gewinnen, erlebte sie bei einem Besuch im australischen Busch bei dem Aborigine Eddi Kneebone. Dieser Mann, ein wandelndes Lexikon in Sachen Kultur und Urmedizin seines Volkes, überschüttete die Blüten einer lebenden Pflanze wiederholt mit Wasser aus einem Gefäß, das er in einem anderen wieder auffing. Durch diese »Gießmethode« wurden Pollen und Nektar der Blüte gelöst und durch den rhythmischen Vorgang die Energie der Blüte und damit der ganzen Pflanze von dem Wasser aufgenommen. Weder die Blüte noch die Pflanze wurden dabei verletzt, ihr Lebenszyklus nicht gestört – es entstand ein besonders hochschwingendes Heilmittel.

Juta Stepanovs ging von diesem Erlebnis inspiriert allerdings noch einen Schritt weiter: Sie bat die jeweilige Pflanze um eine Gabe, befestigte Behälter an Blüten und Blättern, in denen innerhalb von 24 Stunden das Wasser kondensierte, das die Pflanze tief aus der Erde hervorbrachte. Danach wurden die Auffangvorrichtungen abgenommen und die Pflanze konnte unbehelligt weiterleben. Und in dem Gefäß befand sich eine Essenz, die aus einem Wasser bestand, das die Pflanzenwurzel selbst aus der Erde aufgenommen hatte und das durch die ganze Pflanze gewandert war. Da die Pflanze sie aus freien Stücken abgesondert hatte, enthielt die Essenz die charakteristische Energie der Pflanze und die Schwingung der Liebe in hochkonzentrierter Form.

Von der ursprünglichen Essenz, die die Pflanze abgegeben hat, bis zu dem Mittel, das eingenommen wird, sind es noch einige Schritte (mehr zur Gewinnung im Anhang Seite 151).

Die Anwendung der Wildblüten-Essenzen

Im Kapitel 2 finden Sie 15 Hindernisse, die das Leben einschränken können. Sie können sich jedoch auch als wunderbare Herausforderungen präsentieren, an denen wir lernen und reifen dürfen. Dieses Kapitel dient der Wahrnehmung und Schärfung Ihres Bewusstseins für die Chancen, die hinter den Themen liegen.

Zu jedem Thema gibt es eine Love-Remedies-Mischung, die den Prozess einleitet bzw. beschleunigt.

Im folgenden Kapitel finden Sie 15 wichtige Hindernisse, die uns täglich begegnen und unser Leben einschränken können. Unser Umgang mit diesen Herausforderungen bestimmt darüber, wie glücklich und erfüllt wir unser Leben gestalten. Gelingt es uns, ein waches Bewusstsein für diese Herausforderungen zu entwickeln und sie als wunderbare Chance, die uns zu unseren Themen führen, wahrzunehmen, so stellen sie eine Bereicherung unseres Lebens dar.

Zu jedem Thema gibt es eine Love-Remedies-Mischung, die das Schwingungsniveau anhebt und das Bewusstsein in der Weise erweitert, dass ein Lösungsprozess eingeleitet wird. Indem ich mein Bewusstsein und meine Wahrnehmung verfeinere und neu ausrichte, fällt es mir leichter, Entscheidungen zu treffen, die mein Leben fördern und es bereichern.

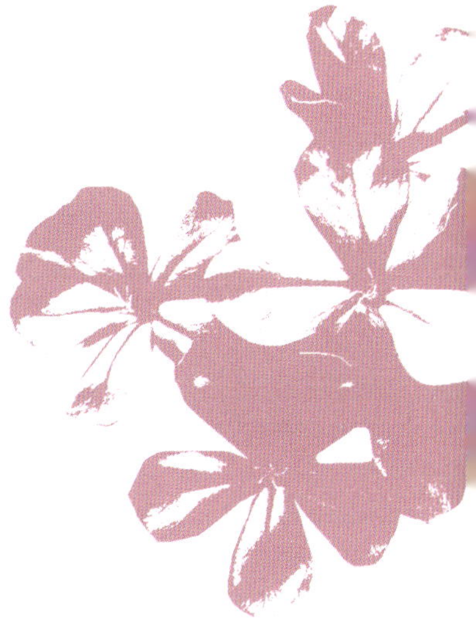

15 Wildblüten-Mischungen als Unterstützung für die Seele

Bewusstseinsfelder

In Zeiten der wachsenden Anforderungen im Alltag sind die 15 verschiedenen Wildblüten-Mischungen oder »Blends« eine große Hilfe. Sie wurden von Juta Stepanovs aus jeweils fünf sich thematisch ergänzenden Einzelblütenessenzen zusammengestellt und sind auf 15 spezielle Lebenssituationen, Herausforderungen und Gemütszustände abgestimmt. Mit ihnen lassen sich Felder aufbauen, die ein gesundes Gegengewicht zu den lebenseinschränkenden Feldern des Alltags darstellen. Zu den 15 Blends kommen auch noch drei weitere (Umweltsprays) hinzu, die vor allem die Atmosphäre eines Raumes klären.

Die Wildblüten-Mischungen unterstützen uns in dem Prozess der Bewusstwerdung der anstehenden persönlichen Themen. Sie helfen uns zudem, das zu verwirklichen, was von Natur aus in uns angelegt ist.

Anders als die Einzelessenzen (siehe Kapitel 3), die sich eher mit unseren tieferen, oft unbewussten Schattenanteilen beschäftigen und über die Intuition gewählt werden, können wir die Wildblüten-Mischungen gezielt aussuchen.

Oft leitet uns bei der Auswahl der Wunsch, in eine bestimmte Richtung zu wachsen oder einen bestimmten Lebensbereich genauer zu ergründen. Oder wir empfinden einen deutlichen Mangel, stecken fest und hoffen auf eine Bereicherung unseres bisherigen Daseins oder einen Anschub für den nächsten Schritt in unserem Leben. Diese inneren Regungen sind leise Botschaften der Seele, die wir nicht überhören sollten. Sie fordern uns auf diese Weise auf, unser Fühlen, Denken und Handeln einer ernsthaften Prüfung zu unterziehen. Dabei geht es oft auch darum, alte Verletzungen und sich wiederholende Muster als solche anzuerkennen und zu würdigen.

Sie befassen sich mit den folgenden Themenkreisen:

- Achtsamkeit
- Vertrauen
- Ausgeglichenheit
- Selbstliebe
- Fokussierung

- Veränderung/Loslassen
- männliche Kraft – Yang
- Entspannung
- sexuelle Kraft
- weibliches Urvertrauen – Yin

- Mitgefühl
- Freude
- Erschütterung
- Erfolg, Kreativität

So leben, dass die Seele Ja sagt

Viele Hindernisse halten uns davon ab, das Leben glücklich und beschwingt zu leben. Häufig tauchen die Hindernisse immer wieder in ähnlicher Gestalt in unserem Alltag auf. Wir haben in den unterschiedlichsten Situationen mit Unruhe, Trägheit, Gier, Selbstzweifel, Widerwille oder Wut, Unzufriedenheit oder Angst zu kämpfen. Sie vernebeln wie ein kaum endendes Störfeuer aus Gedanken und hochschäumenden Emotionen unser Herz und unseren Geist. Unter ihrem Einfluss können wir nur begrenzt wahrnehmen und handeln. Im Wesentlichen sind es Zweifel und gedankliche Unrast und Unruhe, die durch Überforderung und zu hohe Erwartungen (an uns, an andere und an das Leben) unser Sein einschränken. Dieser verwirrte Geist kann dann nicht mehr zwischen Wichtigem und Unwichtigem unterscheiden. Ein ständiges Mehrhaben- oder Mehr-sein-Wollen bestimmt das Handeln. Auf der anderen Seite können Trägheit, Lustlosigkeit und Angst unseren Geist lähmen. Auch dadurch werden wir daran gehindert, unser wahres Potenzial auszuleben. Dabei sind unsere tatsächlichen Ressourcen grenzenlos und erst in Ansätzen bereits wahrgenommen und persönlich erfahren.

Bewusstseinsfelder, die das Leben fördern, und Hindernisse, die es einschränken

Hindernisse, die das Leben einschränken – Volksweisheiten, religiöse Verhaltenskodexe, traditionelles Heilwissen anderer Kulturen und Zeiten und natürlich die moderne Psychologie geben klare Hinweise über die Herausforderungen und Hindernisse, die unser Leben und unsere Entfaltung einschränken. Natürlich liegt in den Hindernissen die Chance, den eigenen Schatten kennenzulernen und zu erforschen. Das Erkennen und Würdigen des Schattens wird verhindern, dass sich das Energieniveau weiter absenkt.

Beispiele für Hindernisse die das Leben einschränken: Zweifel ▮ Widerwille ▮ Wut ▮ Aggression ▮ Hass ▮ Verlangen ▮ Gier ▮ Habsucht ▮ Neid ▮ Ablenkung ▮ zu viel Denken ▮ Unzufriedenheit ▮ Mangel an Freude und Dankbarkeit ▮ Unfähigkeit, im Hier und Jetzt präsent zu sein ▮ Getrieben sein von Unruhe und Rastlosigkeit ▮ Konzentrationsstörungen ▮ zu hohe Erwartungen an sich, andere und das Leben ▮ Angst ▮ Trauer ▮ Sucht ▮ Stress ▮ Überforderung ▮ Trägheit ▮ Faulheit ▮ Apathie ▮ Gleichgültigkeit ▮ Gefangen in Mustern, Vorstellungen und Glaubenssätzen ▮ Gewohnheiten bestimmen den Alltag ▮ Herzensleid ▮ Einsamkeit ▮ jemandem körperlich oder seelisch Schaden zufügen ▮ vernichtende Sprache und Handlungen ▮ Wertungen ▮ Urteile ▮ Selbstsucht ▮ Ignoranz – kurzum alles, was ein ungutes Gefühl und einen unangenehmen (lebenseinschränkenden) Nachgeschmack verursacht.

Faktoren, die das Leben fördern – Zellforschung, Evolutionsbiologie und Quantenmedizin belegen, dass bestimmte Verhaltensoptionen der Weiterentwicklung dienen, da sie das System stärken und das Schwingungsniveau anheben.

Beispiele für Faktoren, die das Leben fördern: Liebe in Form uneingeschränkter Annahme seiner selbst und seines Schicksals ▮ Bewusstsein und Dankbarkeit für die Fülle dessen, was wir um uns herum erfahren dürfen ▮ Selbsteinfühlung und Beachtung der Bedürfnisse, die in uns hier und jetzt lebendig sind ▮ Achtsamkeit für die Wahrnehmung unserer inneren Stimme und Folgen dieser inneren Weisheit ▮ Kontakt und Verbindung mit der Natur ▮ Wohlwollende Kooperation und Verbindung mit anderen Menschen ▮ Würdigung der Ahnen insbesondere der Eltern ▮ einen Beitrag leisten zu können, um das Leben anderer zu bereichern ▮ Sehnsucht nach Spiritualität und innerem Wachstum ▮ alle angenehmen, wohltuenden und uns bestärkenden Gefühle, die wir haben, wenn unsere Bedürfnisse erfüllt sind (Beispiele für Grundbedürfnisse sind: Selbstbestimmung, Freiheit, Verbindung, Nähe, Gemeinschaft, Zugehörigkeit, Kreativität, Authentizität, Wertschätzung, Respekt, Sicherheit, Vertrauen, Empathie, Unterstützung, Verständnis, Ordnung, Abwechslung, Frieden, zum Wohle anderer beizutragen, Inspiration, Gesundheit, Bewegung, natürliche lebensfördernde Nahrung u.v.m.).

Unser Unruhe-Geist

Die vielen verschiedenen Regungen unseres Geistes lassen sich am besten mit den Launen des Wetters an einem Apriltag vergleichen: Wie dort auf Regen Sonnenschein folgt, der Himmel wieder zuzieht und ein heftiger Hagelschauer losbricht, der Wind auffrischt, um sich schon bald in ein laues Lüftchen zu verwandeln, so reagiert unser ungestümer Geist oft recht wankelmütig und unberechenbar. Wir durchlaufen dann die unterschiedlichsten Phasen: Selbstzweifel können uns schwer beuteln und uns unsere anfangs enthusiastisch begrüßten Ideen madig machen. Zermürbende Gedanken vergällen uns die Seelenruhe und lassen uns in Unrast verfallen. Trägheit kann uns regelrecht niederdrücken, bis wir nicht mehr fähig sind, auch nur einen Finger zu krümmen, um uns aus einer misslichen Lage zu befreien oder etwas Neues wirklich in Angriff zu nehmen. Wut und Widerstand verwandeln eine harmlos erscheinende Situation in einen wahren Gewittersturm, dessen Folgen wir nicht absehen können oder wollen. Das Begehren dagegen kann uns dazu bringen, Verführungen zu erliegen, die uns den Realitätssinn rauben.

Wir alle kennen sie, die emotionalen Anhaftungen, in die uns unser von unruhigen Gedanken aufgepeitschter Geist treiben kann – und zwar von jetzt auf gleich. Plötzlich sind wir mehr im Da und Dort, im Wenn und Aber zu Hause als im Hier und Jetzt. Manche Hindernisse tauchen scheinbar aus dem Nichts auf, einige beschäftigen uns sehr lange, andere verschwinden genauso plötzlich, wie sie gekommen sind. Manchmal bauen sich auch mehrere Hindernisse gleichzeitig auf und sind gar nicht klar voneinander abgrenzbar. Sie vermischen sich, beeinflussen sich gegenseitig und legen sich ganz unterschwellig über unsere Wahrnehmungen.

Die Muster erkennen lernen

Unsere Verantwortung besteht nun vor allem darin, dass wir der Hindernisse gewahr werden, mit denen wir immer wieder konfrontiert werden. Indem wir anfangen zu lernen, ihnen bewusster gegenüberzutreten, bestimmen wir, inwieweit wir zulassen, dass unser Leben von ihnen beeinflusst oder durch sie eingeschränkt wird. Unsere innere Haltung und unsere Achtsamkeit entscheiden darüber, wie wir diesen Herausforderungen begegnen. Es liegt in unseren Händen wahrzunehmen, was wir wirklich brauchen und welche Erfahrungen und welches Verhalten uns ein Gefühl der Befriedigung und wirklichen Erfüllung vermitteln. Innehalten und die Gesetzmäßigkeiten und die sich wiederholenden Muster zu erkennen ist ebenso wichtig, wie das Bewahren eines klaren Blicks für die eigenen Bedürfnisse und Notwendigkeiten. Gewahrsein und Aufmerksamkeit öffnen die Türen der Erkenntnis. Ohne sie sind wir nicht in der Lage, aus Erfahrungen zu lernen, alte Gewohnheiten loszulassen oder Neues auszuprobieren. Aus der klaren und achtsamen Wahrnehmung der zunächst ganz eigenen Bedürfnisse und was in welchem Augenblick Vorrang haben soll, entsteht die Kraft der Veränderung.

»Unterbewusste Programme setzen ein, sobald das bewusste Denken nicht aufpasst.«

Felder, die das Leben fördern

Im Alltag sind wir verflochten in ein ganzes Gewebe von Energieströmen und begegnen immer neuen Herausforderungen, denen wir standhalten müssen oder die wir abzuwehren haben. Bewusstseinsfelder, die Werbung, Fernsehen und Gesellschaft wie Wolken über uns legen, trüben zusätzlich unseren Blick für das Wesentliche. Jede Situation, in der wir oder andere durch unser Verhalten leiden, hat ihren Ursprung in der »Schattenseite« eines bestimmten Verhaltensmusters. Oft sind wir so stark mit unseren gewohnten und oft seit Jahrzehnten geprägten Handlungsweisen identifiziert, dass wir gar nicht merken, wie reflexhaft oder unangemessen wir reagieren. Erfolgt die Gegenreaktion auf gleiche unbewusste, »gemusterte« Weise, können sich Situationen ungemein hochschaukeln, uns körperlich, geistig und seelisch erschöpfen und auslaugen. Wenn uns bewusst wird, mit welchen Hindernissen wir immer wieder zu kämpfen haben, können wir von einem bestimmten Lebensthema sprechen, mit dem es sich auseinanderzusetzen gilt. Dabei zeigen uns unsere Blockaden, wo wir uns nicht in unserer eigenen Mitte befinden, wo wir nicht mit unserem eigentlichen Wesenskern, unserem wahren Sein in Einklang sind. Sie sind wie Wegweiser, die uns zu unserem lichten und heilen

Anteil führen wollen. Mit den Wildblüten-Mischungen fällt es uns leichter, den Weg dorthin auch tatsächlich zu gehen.

Die 15 Wildblüten-Mischungen

Im Folgenden stellen wir die einzelnen Blütenessenz-Kombinationen vor und den Themenkreis, den sie abdecken. Sie finden zu jeder Blütenmischung Fragen und Übungen, mit denen Sie die Wirkung noch zusätzlich unterstützen und vertiefen können und die Ihnen weitere Impulse und Anregungen geben sollen. Gönnen Sie sich etwas Zeit und lassen Sie die Blütenbilder auf sich wirken.

Mit dem Betrachten der Blütenbilder gehen Sie in Verbindung mit der Ausstrahlung der Pflanze. Sie wirkt als Impulsgeber auf unbewusste seelische Strukturen. Das Bewusstsein erweitert sich. Es kommt zu Klarheit und Einsichten, die helfen, notwendige Entscheidungen zu treffen. Hindernisse im Alltag können so leichter überwunden werden. Die Wildblüten stehen mit unseren tiefsten Ebenen in Resonanz und wirken ausgleichend auf unseren Geist und unsere Emotionen. Wir finden zur Akzeptanz dessen, was ist, und stärken uns für gesunde Veränderungen.

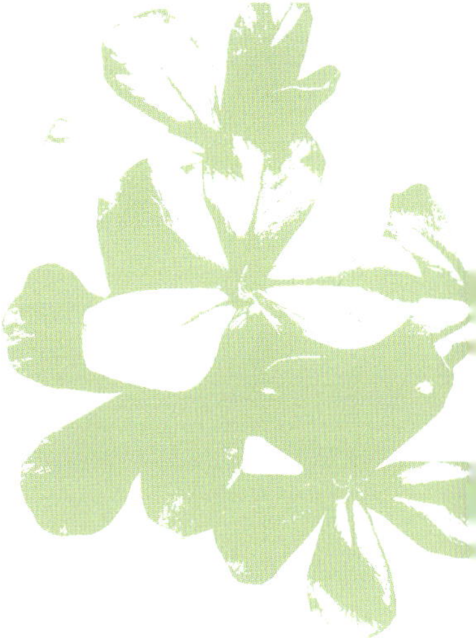

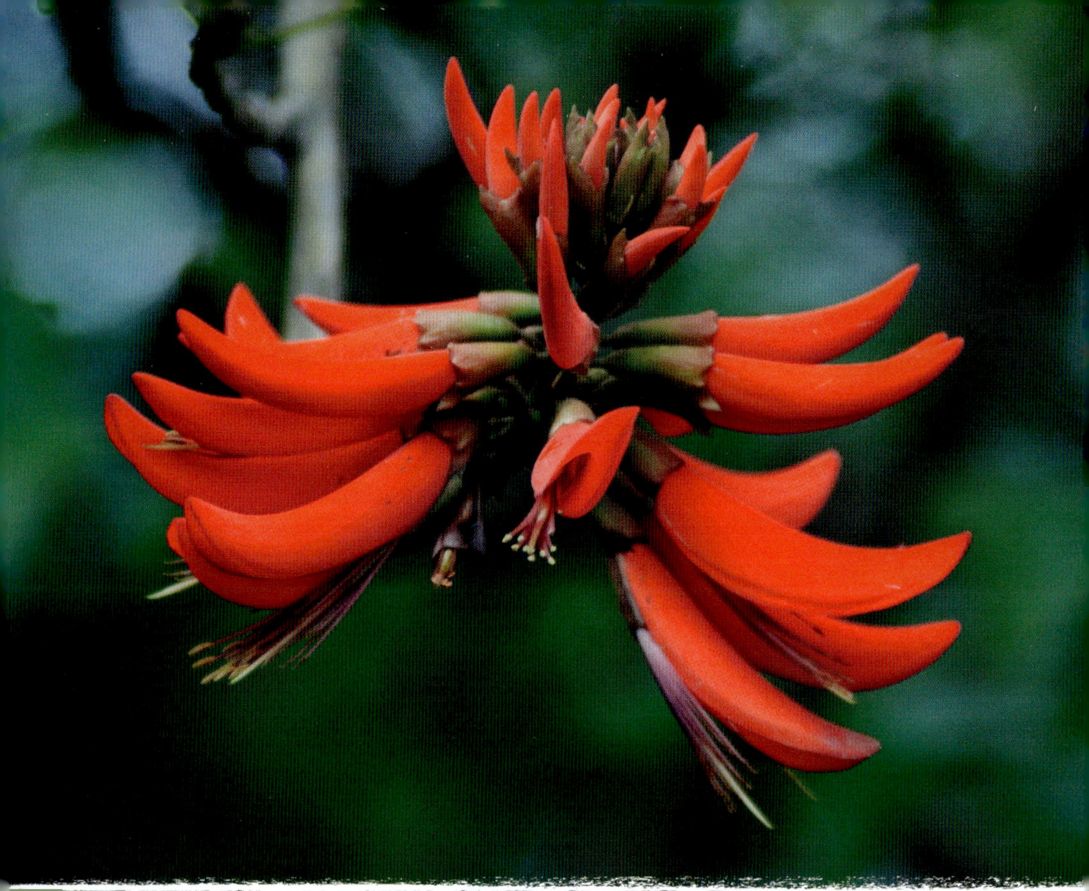

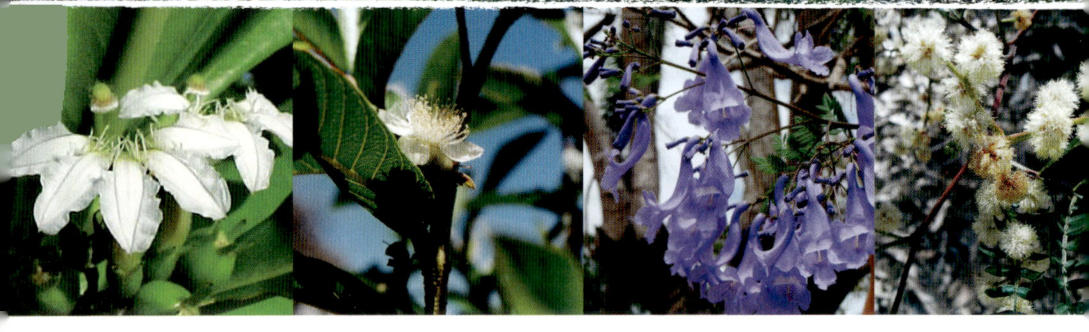

Coral Tree, Fan Flower, Guava, Jacaranda, Sunshine Wattle

Achtsamkeit (»Attention«)

Positive Qualitäten: Aufmerksamkeit – Bewusstsein – Sorgfalt
Hindernisse: Geistige Unruhe – Ablenkung – Überforderung

»In jedem Moment haben wir das Potenzial, dem Leben zu dienen oder es zu zerstören.«
Marshall Rosenberg

Vom Wesen der Achtsamkeit

Bewusstsein und Achtsamkeit sind der Schlüssel zum Leben und gleichzeitig die Kraft, die Weiterentwicklung und Wachstum möglich macht. In der Fähigkeit, bewusst in den Augenblick einzutauchen und das Leben in seiner Vielfalt mit allen zur Verfügung stehenden Sinnen zu erfassen und zu reflektieren, unterscheiden wir uns von anderen Lebewesen. Aus der Achtsamkeit heraus entstehen der Impuls und die Kraft zur Veränderung. Sie erlaubt es, aus Erfahrungen bewusst Schlüsse zu ziehen und ungünstiges Verhalten, das meist Energie kostet, abzulegen. Achtsamkeit hilft zu erkennen, wo wir gegen unsere Gefühle und Interessen handeln. Wache Sinne helfen, klare Entscheidungen zu treffen und diese mit Nachdruck zu vertreten. Bei einem unbefangenen aufmerksamen Blick auf Gegenwart und Vergangenheit können wir heute feststellen, dass Bewusstlosigkeit unweigerlich katastrophenähnliche Situationen im mikro- und makrosozialen Zusammenhang

FRAGEN ZUR ACHTSAMKEIT:

- Wo stehe ich in meinem Leben?
- Passt der Platz, an dem ich lebe, liebe, esse und arbeite, zu mir?
- Unterstützt er mich auf meinem Weg, das zur Entfaltung zu bringen, was in mir angelegt ist?
- Worauf kommt es mir im Leben an, was ist mir wirklich wichtig, welche Bedürfnisse habe ich und sind diese befriedigt?
- Was funktioniert perfekt in meinem Leben und hat sich immer wieder bewährt?
- Gibt es andere Möglichkeitsräume, die noch unerforscht vor mir liegen und ganz andere Perspektiven für mein Leben eröffnen könnten?

auslöst, an denen Individuen und ganze Völkergruppen scheitern und zugrunde gehen und gingen. Wann immer Verletzungen, falscher Stolz, Dogmen, Fanatismus oder Emotionen wie Hass, Wut, Angst und Trauer Triebfeder menschlichen Handelns waren, nahm unsere Geschichte einen unglücklichen Verlauf und viel menschliches Leid war die Folge.

Doch jede Form der Unaufmerksamkeit oder Unbewusstheit – die in geistiger Unruhe, zu viel Ablenkung oder auch Überforderung wurzeln – führt schnell zu Herausforderungen, die sich als Hindernisse in den Weg stellen können. Wir können an ihnen verzweifeln oder sie als Chance begreifen, an ihnen zu wachsen und uns zu entwickeln.

Die meisten Unfälle haben ihre Ursache in der Unaufmerksamkeit. Das Abschweifen der Gedanken, das Verlassen des Hier und Jetzt für nur einen Augenblick reicht bereits, um zu stolpern oder einen Stolperstein auf dem Weg zu übersehen. Auch das nicht aufmerksame Zuhören kann schnell zu Missverständnissen mit oft weitreichenden Konsequenzen führen. Achtsamkeit ist der einzige Weg, einengende und destruktive Denk- und Verhaltensmuster zu erkennen und sie Schritt für Schritt zu verändern. Ohne Achtsamkeit sind wir nicht in der Lage, aus Erfahrungen zu lernen und alte Gewohnheiten loszulassen.

DIE WILDBLÜTEN-MISCHUNG »ATTENTION« SETZT SICH ZUSAMMEN AUS DEN BLÜTENESSENZEN:

Coral Tree, Fan Flower, Guava, Jacaranda, Sunshine Wattle

Hindernis: Ablenkung | zu viel Denken | Unzufriedenheit | Mangel an Freude und Dankbarkeit | Unfähigkeit im Hier und Jetzt präsent zu sein | Getriebensein von Unruhe und Rastlosigkeit | Konzentrationsstörungen | zu hohe Erwartungen an sich, andere und das Leben

Fördert: Präsenz | Bewusstsein | Aufmerksamkeit | Eigenwahrnehmung | Zentrierung auf das Wesentliche | Wohlwollen | Akzeptanz | innerer Dialog | angenehme und unangenehme Erfahrungen wahrnehmen | Schärfung der Sinne | Bedacht und Sorgfalt | Wachsamkeit und Vorsicht

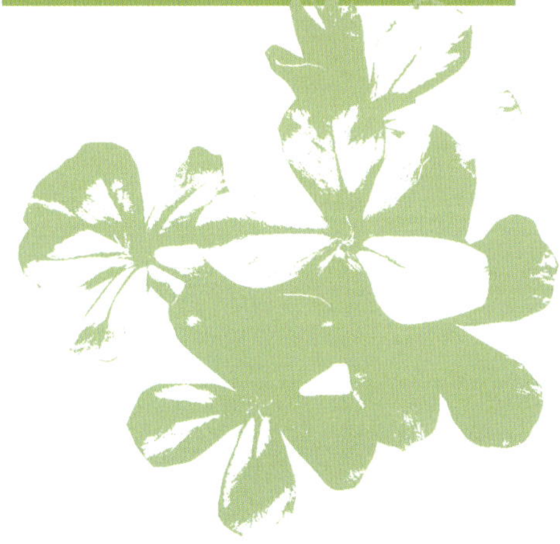

Einfach sitzen

Wirklich derjenige zu sein, der man gerade ist, wäre der einfachste Weg, seine innere Natur zu leben. Leider sind wir in so vielen Vorstellungen von uns verhaftet, dass wir Bildern von uns nachhetzen, die nicht stimmen und von denen wir auch noch meinen, sie erfüllen zu müssen. Dadurch, dass wir entweder schon in der Zukunft oder irgendwo in der Vergangenheit sind, verpassen wir den gegenwärtigen Augenblick: Er kann uns gar nicht erreichen, da wir voller Ideen sind, wie alles sein sollte.
Von den Aborigines ist bekannt, dass sie einen völlig anderen Zeitbegriff haben, der nicht linear ist wie bei uns. Vergangenheit, Gegenwart und Zukunft sind miteinander verwoben, was gerade geschieht, beeinflusst das gesamte Gewebe, und was einmal war, hat Einfluss auf die Zukunft. Insofern besitzt der gegenwärtige Augenblick eine Kraft, die nicht vergeudet werden darf. Im Westen lernen wir mithilfe östlicher Traditionen, z. B. Zen-Meditation, uns im gegenwärtigen Augenblick zu zentrieren.

Mit der Zen-Meditation üben wir Bewusst-Sein. Dazu sitzen wir in einer aufrechten Haltung auf einem Meditationskissen am Boden oder auch auf einem Hocker oder Stuhl. Die Hände und Unterarme liegen locker auf den Oberschenkeln. Die Aufmerksamkeit richtet sich auf den Atem, der kommt und geht, die Ausatmung ist dabei etwas verlängert. Tauchen bei diesem gesammelten »Nichtstun« Gedanken und Bilder auf, werden sie weder zurückgewiesen noch beurteilt, noch verfolgt. Man lässt sie vorbeiziehen wie Wolken am Himmel. Bewusstsein und Unterbewusstsein können sich so entleeren. Körper und Geist sind völlig wach und wie eins in der kraftvollen Stille der gegenwärtigen Zeit zentriert. Mit der Präsenz unseres individuellen Daseins verankern wir uns im Urgrund allen Seins. Eine tiefere Qualität der Wirklichkeit kann erfahren werden, die nur durch Übung erreicht wird. Sie kann durch das Denken nicht vorweggenommen noch ersetzt werden. Worte, Begriffe können die lebendige Wirklichkeit nicht wirklich einfangen.
Wir müssen nicht unbedingt »sitzen«, um Achtsamkeit zu üben: Auch im Alltag bieten sich unzählige Möglichkeiten, die gegenwärtige Präsenz zu trainieren. Egal was wir gerade tun, ob wir spazieren gehen, Tee eingießen, einen Blumenstrauß binden, essen, Geschirr spülen oder putzen. Wenn wir eins sind mit dem, was wir gerade tun, erfahren wir in jedem Augenblick die Kraft der Schöpfung. Das Geschirr so abzuwaschen, wie Michelangelo ein Fresko gemalt hat, voller Liebe zum Detail …

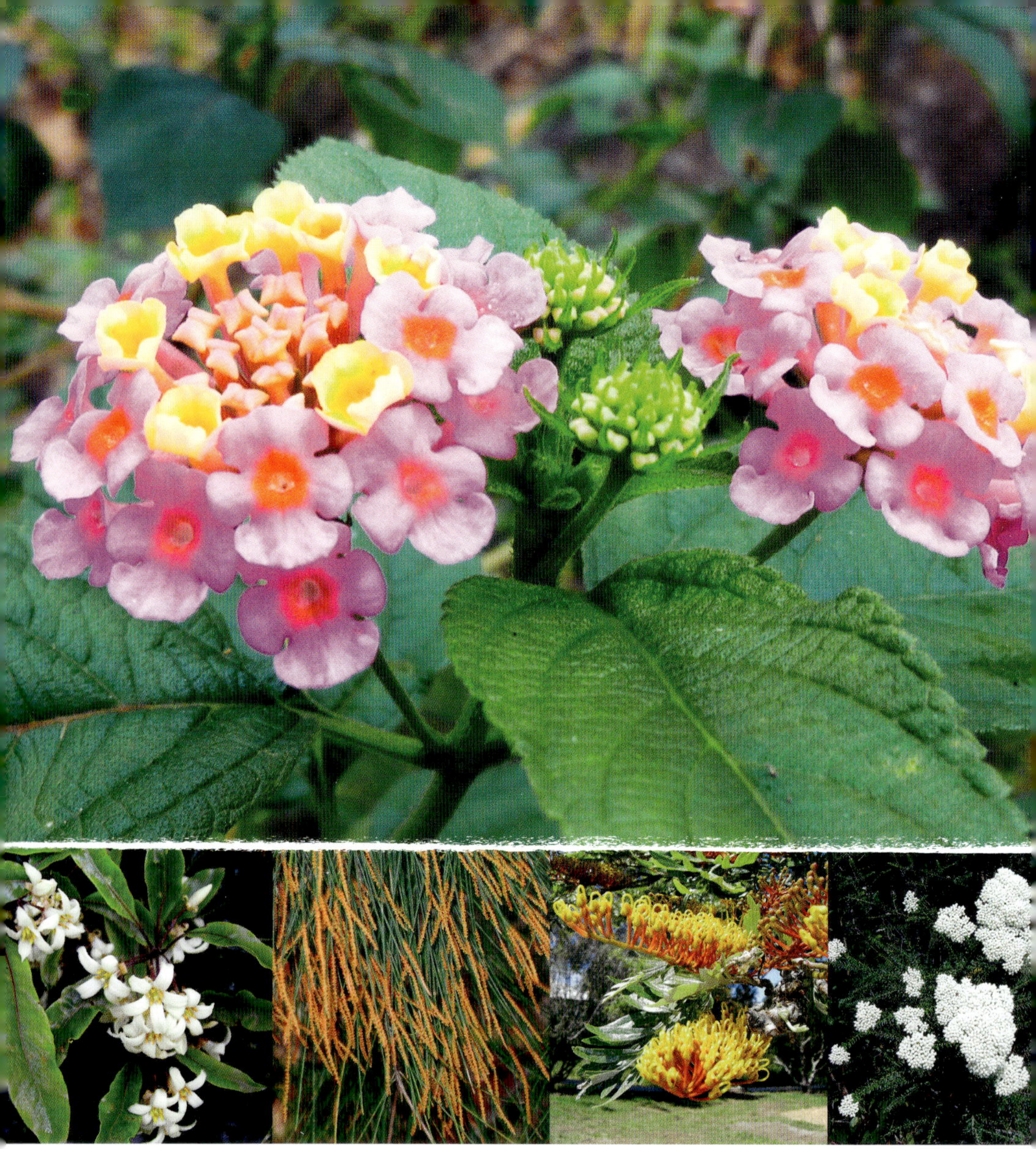

Lantana, Pittosporum, She Oak, Female, Silky Oak, Worrai

Veränderung (»Change«)

Positive Qualitäten: Loslassen – Einlassen – Zuversicht – Vergebung – Akzeptanz
Hindernisse: Widerstand – Widerwille – Wut – Hass – Schmerz

»Leben heißt Herausforderung durch unablässigen Wandel.«

Veränderung – Wachstum oder Sicherheit

Kein Leben verläuft geradlinig und problemlos flüssig. Immer wieder gibt es Hindernisse und Herausforderungen, an denen wir lernen und wachsen dürfen. Das Leben annehmen heißt, dem ständigen Wandel und dem unablässigen Kommen und Gehen der Dinge zuzustimmen. Ja sagen zu dem Fluss des Lebens bedeutet, sich nicht gegen ihn zu stellen, sonst werden der Widerstand und damit der Druck immer größer.

Kaum etwas fordert uns mehr heraus als psychischer oder körperlicher Schmerz. Der Schmerz drängt uns in das Hier und Jetzt des Augenblicks. Jeder Schmerz trägt eine Botschaft und Aufforderung zugleich in sich: Bleib stehen – schau hin – verändere etwas! Er signalisiert uns: Etwas ist aus dem Gleichgewicht geraten oder es wurde eine Grenze erreicht oder schon überschritten. Das System ist überfordert und überreizt, es ruft nach bewusster Wahrnehmung und Veränderung, damit es überleben kann. Schmerz fordert dazu heraus, eine Entscheidung zu treffen und mit einer veränderten Perspektive ein neues Feld zuzulassen und aufzubauen.

Damit Neues entstehen kann, müssen die alten gewohnten Sicht- und Verhaltensweisen, gegen die der Körper sich auflehnt, losgelassen werden. Schmerz ist oft auch Ausdruck von Ablehnung, Widerstand, Widerwillen, Wut oder sogar Hass! Diese Gefühle verstärken das Leid und erhöhen den Schmerz. Was jedoch ist ihre Ursache – welche Botschaft und Lernaufgabe steckt dahinter? Wo ist mein Widerstand, was in mir lehne ich ab, sodass es zu einem Stau im Energiefluss kommt?

»Das Geheimnis des Glücks ist Freiheit, doch der Freiheit Geheimnis ist Mut.«

Raus aus alten Mustern

Fast immer sind es Gedankenknäuel, die sich als eine Reaktion auf unangenehme Gefühle verselbstständigen. Diese entstehen meist, wenn wir Situationen ausgesetzt sind, in denen jemand etwas macht, das unseren Bedürfnissen zuwiderläuft. Wir ziehen uns dann innerlich zusammen und verhärten uns, um uns zu schützen. Wir bäumen uns damit gegen das entstehende Gefühl auf, das wir so nicht haben wollen, und stemmen uns auf diese Weise gegen unsere Empfindungen. Wir bauen eine Barriere auf und verschließen uns automatisch, wenn wir nicht schnell und bewusst die Entscheidung treffen, die unangenehmen Erfahrungen zu erkunden. Je heftiger wir in inneren Protest gegen unangenehme Gefühle gehen, desto stärker werden sie. Wenn wir uns nicht erfolgreich bemühen, unangenehme Erfahrungen zu verstehen und diese ebenso wie Schmerz um jeden Preis vermeiden wollen, dann verlängern wir unser Leid.

In dem Erkennen, Verstehen und Würdigen der Zusammenhänge und der unbefriedigten Bedürfnisse entsteht eine ursächliche Lösung, die uns befreit und das scheinbare Hindernis auflöst. Das achtsame Innehalten (oft zwingt der Schmerz dazu) verhindert fast immer, dass eine Situation eskaliert. Eine weitere Reaktionskette gegenseitiger Verletzungen kann so vermieden werden. Da sich Wut und Widerstand immer von »falschen« (gegen das Leben gerichtete) Gedanken nähren und damit oftmals fast zwanghaften Charakter bekommen, ist es meist eine große

FRAGEN ZUR VERÄNDERUNG:

- Was sträubt sich in mir, was kann ich nicht leiden?
- Was hat das mit mir zu tun, was gilt es in mir anzuerkennen?
- Wo liegen die wahren Wurzeln meines Unwillens?
- Worauf kommt es mir wirklich an?
- Welche Bedürfnisse sind bei mir im Moment unbefriedigt und welche Strategien wende ich im Augenblick an, um sie zu befriedigen?
- Was sollte ich loslassen, damit sich etwas verändern kann?

Herausforderung, diesen Gedanken Einhalt zu gebieten. Heilsame Gegengewichte sind Großmut, Mitgefühl, Verständnis, Einfühlungsvermögen und Großzügigkeit.

»Wenn du etwas haben willst,
das du noch niemals hattest,
musst du etwas tun,
was du noch nie getan hast.«
Nossrat Peseschkian

»Go with the flow«

Veränderungen anzunehmen fällt uns vielleicht auch leichter, wenn wir erkennen, dass alles in der Natur in Bewegung ist. Alles fließt und unterliegt ständiger Entwicklung. Die Erde dreht sich, die Sonne geht auf und unter, die Tage kommen und gehen. Alles ist fortwährender Wandlung unterworfen. So auch wir. Jede Form des Festhaltens oder Auflehnens gegen den Strom führt unweigerlich dazu, niedergerissen zu werden. Wer dem Prozess des Wandels und der steten Veränderung zustimmt, lebt leichter. Wer zu sehr an Gewohntem festhält oder sich gar nachtragend verhält, erschwert sein Leben. Dennoch leiden die meisten Menschen lieber, als etwas herzugeben. Meist sind bestimmte Angewohnheiten, Beleidigungen, Schuldgefühle, Glaubenssätze, Muster, Ängste oder Traumata zu lieb gewordenen Begleitern geworden. Verzeihen und Loslassen heißt Weiterziehenlassen, sich dem Fluss des Lebens anvertrauen. Alles, was man an Gedanken und Ballast mit sich herumschleppt, macht das Leben unnötig schwerer und leidvoller.
Meist sind es gedankliche Wertungen und Urteile, die uns verstricken und unser Leben einschränken. Unser aller Zauberwort heißt immer wieder »Loslassen«.

Das Loslass-Ritual

Zum Loslassen bedarf es oft einer riesigen Portion Mut. Mut, sich zu trennen, damit Neues möglich wird – wer nicht wagt, der nicht gewinnt. Das Unmögliche ist möglich, wenn man es nur will: Der Glaube versetzt Berge. Aus unserer Intention heraus schöpfen wir die Kraft zur Erneuerung, die es möglich macht, dass sich Dinge in unserem Alltag wirklich grundlegend verändern. Der Wandel bedarf nur einer einzigen Entscheidung: Wo ein Wille ist, da ist auch ein Weg. Da unsere Seele Bilder und Rituale liebt, kann die folgende Loslass-Übung tiefgehend befreiend wirken:

Sie gehen in die Stille und tauchen ein in Ihre innere Bilderwelt. Finden Sie dort ein Symbol für Ihren Schmerz oder Ihre Last, die Sie tragen. Malen Sie dieses Symbol auf ein gutes Stück Papier. Schreiben Sie dazu, was Sie noch an dieses Thema bindet, warum es Ihnen schwerfällt, sich davon zurückzuziehen und zu lösen.
Würdigen Sie das Thema nun, drücken Sie Ihren Respekt dafür aus, dass es Teil Ihres Lebens war und verabschieden Sie es mit den Worten, die Ihnen aus Ihrer Intuition zufließen.

Wählen Sie nun eine der folgenden drei Möglichkeiten zur Verabschiedung, welche davon spricht Ihre Seele am meisten an, lässt das Loslassen für Sie zu einem unvergesslichen Erlebnis werden? Am besten wäre es, das jeweilige Ritual in einer Vollmondnacht kurz vor Mitternacht durchzuführen:

1. Sie machen ein Feuer und werfen das Papier hinein. Sie schauen zu, wie es verbrennt.
2. Sie fahren an einen Fluss und binden das Papier an ein großes Stück Holz oder eine Rinde. Sie setzen es ins Wasser und beobachten, wie der Fluss es mitnimmt.
3. Sie besorgen sich einen mit Helium gefüllten Luftballon und machen das Papier daran fest. Dann lassen Sie den Ballon in den (Nacht-)Himmel Richtung Sonne oder Mond aufsteigen und sehen ihm nach, wie er entschwindet, davonschwebt.

DIE WILDBLÜTEN-MISCHUNG »CHANGE« SETZT SICH ZUSAMMEN AUS DEN BLÜTENESSENZEN:

Pittosporum, Lantana,
She Oak Female, Silky Oak,
Worrai

Hindernis: Schmerz | Festhalten | Nachtragen | schlechte Angewohnheiten | Intoleranz | Ärger | Wut | Drama | Widerwille | Hass | Ablehnung | Trotz | Trauer | Abschied

Fördert: Loslassen | Annehmen und Akzeptanz | Mut und Zuversicht, sich auf Neues einzulassen | Mitgefühl | Vergebung | Großzügigkeit | Akzeptanz und Sicherheit bei anstehenden Herausforderungen, Veränderungen und Übergängen (Arbeitsplatzwechsel, Umzüge, Reisen, Schulanfang, Unfälle und Tod)

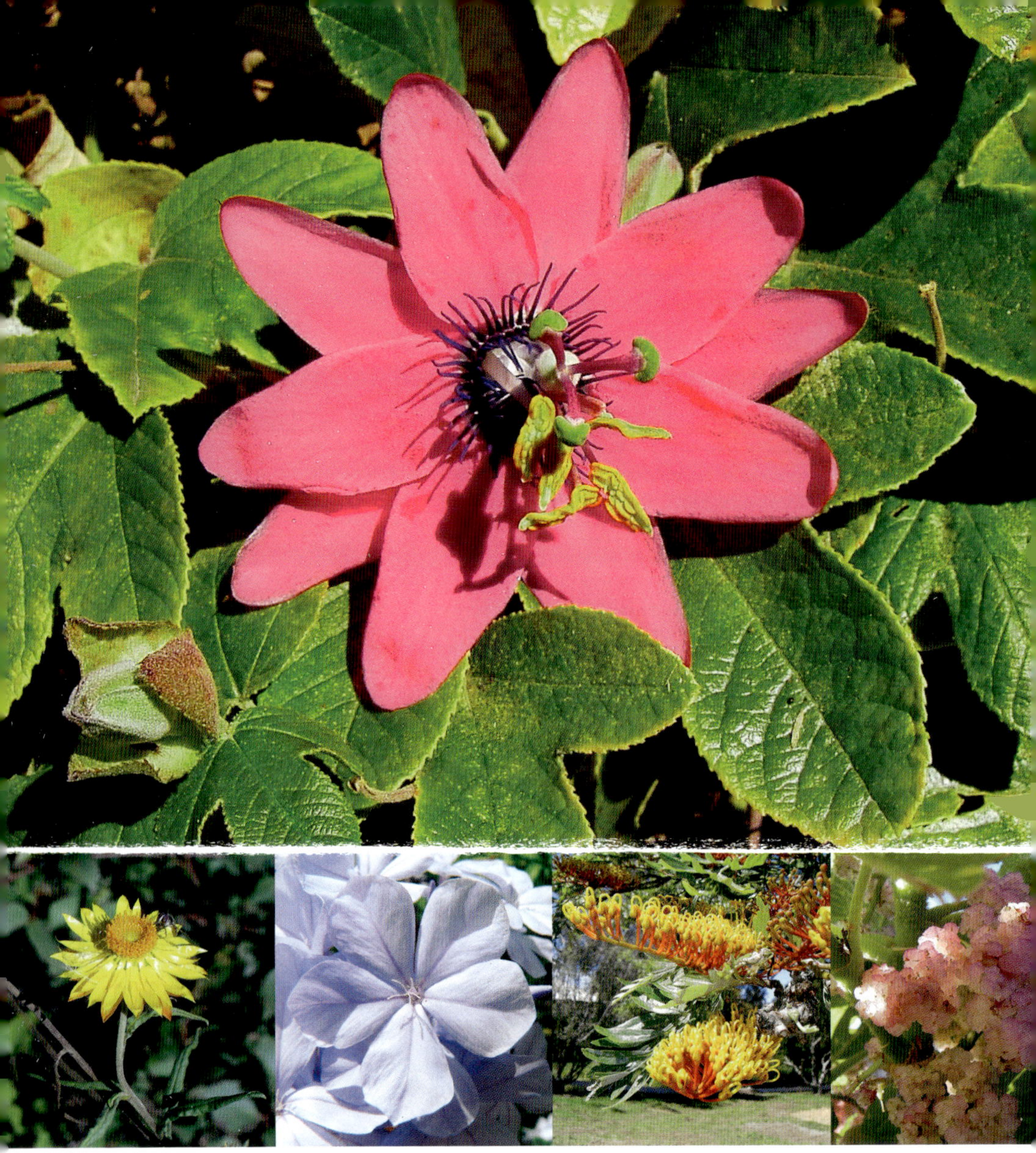

Passion Flower, Everlasting, Plumbago, Silky Oak, Stinging Tree

Mitgefühl (»Compassion«)

Positive Qualitäten: Empathie – Wohlwollen – Freundlichkeit – Respekt – Würdigung
Hindernisse: Egoismus – Kritik – Widerstand

»Für mich stellen Liebe und Mitgefühl eine allgemeine, eine universelle Religion dar.«
Dalai Lama

Das Leben aller bereichern

Mitgefühl beginnt mit der Wahrnehmung und Anerkennung des Leids und der Bedrängnisse des anderen. Unser Blick darf sich weiten, weg vom Kreisen um das eigene Ich hin zum Betrachten und Wahrnehmen der Not, die im anderen lebendig ist. Empathie und Einfühlungsvermögen schaffen Nähe und Verbindung. Es entsteht Verbundenheit, die jenseits von Wertungen wie besser und schlechter liegt. Je näher wir uns einem Menschen fühlen, desto mehr sind wir bereit, Kraft und Unterstützung zu spenden. Aber auch einem Gegenüber, das uns nicht so vertraut ist, können wir mit Empathie begegnen – wir nehmen wahr, was ihn antreibt, warum er wie handelt. Wir haben Verständnis für ihn in seiner Situation und nehmen wertfrei an, was in ihm lebendig ist.

Wenn wir uns selbst nicht wertschätzen, uns selbst unablässig kritisieren oder uns unsere Fehler nicht vergeben können, bemerken wir auch in anderen nur seine Unzulänglichkeiten. Lernen wir, uns selbst als ein wunderbares Wesen, das Gott so geschaffen hat, wie er es gerne haben wollte, zu würdigen, so wie wir gerade sind, ist es zum Mitgefühl für andere Menschen nur noch ein kleiner Schritt.

Mit allem verbunden

Mitgefühl gilt im Buddhismus als verfeinerte Stufe der Liebe, da es nicht nur auf eine Person oder die nächsten Anverwandten gerichtet ist, sondern auf alle Wesen und ihr Wohlergehen. Auf dieser Stufe hat Egoismus keinen Platz mehr, wir können nicht zum Nachteil anderer handeln, da wir uns durch unser Mitgefühl und unsere Empathie mit allem verbunden fühlen. Womöglich erkennen wir dann auch, dass wir selbst unser Glück und Wohlergehen zu einem mehr oder weniger großen Teil anderen Menschen verdanken, auch wenn uns das nicht be-

FRAGEN ZU MITGEFÜHL:

- Welche unbefriedigten Bedürfnisse verbergen sich hinter einem Schweigen oder hinter »lauten« oder wütenden Worten? (Überschäumende Emotionen sind oft Ausdruck von Hilflosigkeit.)
- Was braucht mein Gegenüber gerade?
- Was fühle ich in dem Moment?
- Was brauche ich jetzt gerade?

wusst ist. Wenn wir uns die Häuser anschauen, in denen wir leben und arbeiten, die Straßen, die wir befahren, die Kleidung, die wir tragen, oder die Nahrung, die wir zu uns nehmen, so müssen wir einräumen, dass uns all dies durch das Wirken und Arbeiten anderer zur Verfügung steht. Ohne die Güte vieler, uns unbekannter Menschen hätten wir all diese Dinge nicht, könnten wir sie nicht nutzen. Wir sind über ein unsichtbares Feld alle miteinander und mit allem verbunden.
Sie können sich das ganz konkret einmal über einer Tasse Tee bewusst machen: Woher kommt der Tee, den Sie aufbrühen? Was brauchte es, um ihn wachsen zu lassen? Wer hat ihn gepflückt, weiterverarbeitet? Wie kam er in den Handel, in Ihr Zuhause? Wie kommen Sie zu dem Wasser, mit dem Sie den Tee kochen? Wie zu der Kanne oder Tasse, in die Sie ihn füllen?

DIE WILDBLÜTEN-MISCHUNG »COMPASSION« SETZT SICH ZUSAMMEN AUS DEN BLÜTENESSENZEN:

Everlasting, Passion Flower, Plumbago, Silky Oak, Stinging Tree

Hindernis: Egoismus | Selbstverherrlichung | Ichbezogenheit | Wut auf sich selbst | Unzufriedenheit | Kritik am Gegenüber | Widerwille | Ärger | Trotz | Ablehnung | Hass | Respektlosigkeit | Gefangensein in Vorstellungen und Erwartungen | Widerstand gegen alles, was nicht den eigenem Wunschvorstellungen entspricht

Fördert: Mitgefühl | Vergebung | Akzeptanz | Großzügigkeit | Respekt | Wertschätzung | Öffnung des Herzens | Verbundenheit | Verständigung | Güte | Wohlwollen

Meditation

Zu Beginn dieser einfachen Meditation rücken wir einen bestimmten Menschen (Familie) in den Mittelpunkt unserer Versenkung, dann weiten wir sie allmählich auf einen größeren Personenkreis aus (Freunde), bis wir zuletzt alle empfindenden Wesen vor Augen haben und in unseren Wunsch einbeziehen. Dann dehnen wir die Versenkung auf das Leid der Kinder dieser Erde aus, denken an Waisen, schwerkranke, hungernde, missbrauchte Kinder, an Kinderarbeiter, Kindersoldaten. Wir wünschen ihnen Kraft, Gesundheit und Gottes Segen.

Spüren Sie, wie das Licht und die Wärme eines Lächelns Ihr Herz öffnet und denken Sie dabei:
Mögen alle Wesen dieser Welt glücklich werden.
Mögen alle Wesen dieser Welt in Geborgenheit und Sicherheit leben.
Mögen alle Wesen dieser Welt in Freiheit und Unbeschwertheit leben.
Mögen alle Wesen dieser Welt in Gesundheit leben.

Jenseits der Begierden

Wenn uns die Vernetzung von allen und allem deutlich wird, erkennen wir auch die Bedeutung, die unser eigenes Verhalten hat oder haben kann. Das heißt, jeder Einzelne und mehr noch jede Gruppe von Menschen haben die Möglichkeit, das Bewusstsein anderer zu beeinflussen. Deshalb sind wir alle aufgerufen, an der Veränderung des sich immer schneller entwickelnden globalen Bewusstseins in achtsamer Weise mitzuwirken. Sind wir uns unserer Verbindung untereinander bewusst, könnten wir grundlegende Veränderungen der Vorgänge auf diesem Planeten bewirken und damit unser aller Realität zum Besseren wenden. Wenn wir standhaft genug sind, unserem Hang zu einer selbstbezogenen Sicht der Dinge nicht mehr zu erliegen, könnten wir uns eine Wahrnehmung aneignen, in der jedes Lebewesen Berücksichtigung findet. Mitgefühl führt uns in einen Raum jenseits unserer eigenen Begierden und unseres kleinlichen Verlangens. Mitgefühl nährt sich von einem Bewusstsein, dass das Leben aller wunderbarer machen und es bereichern will. Es bedeutet das Leben zu feiern und dabei das Lachen gemeinsam zu lachen und die Tränen gemeinsam zu weinen.

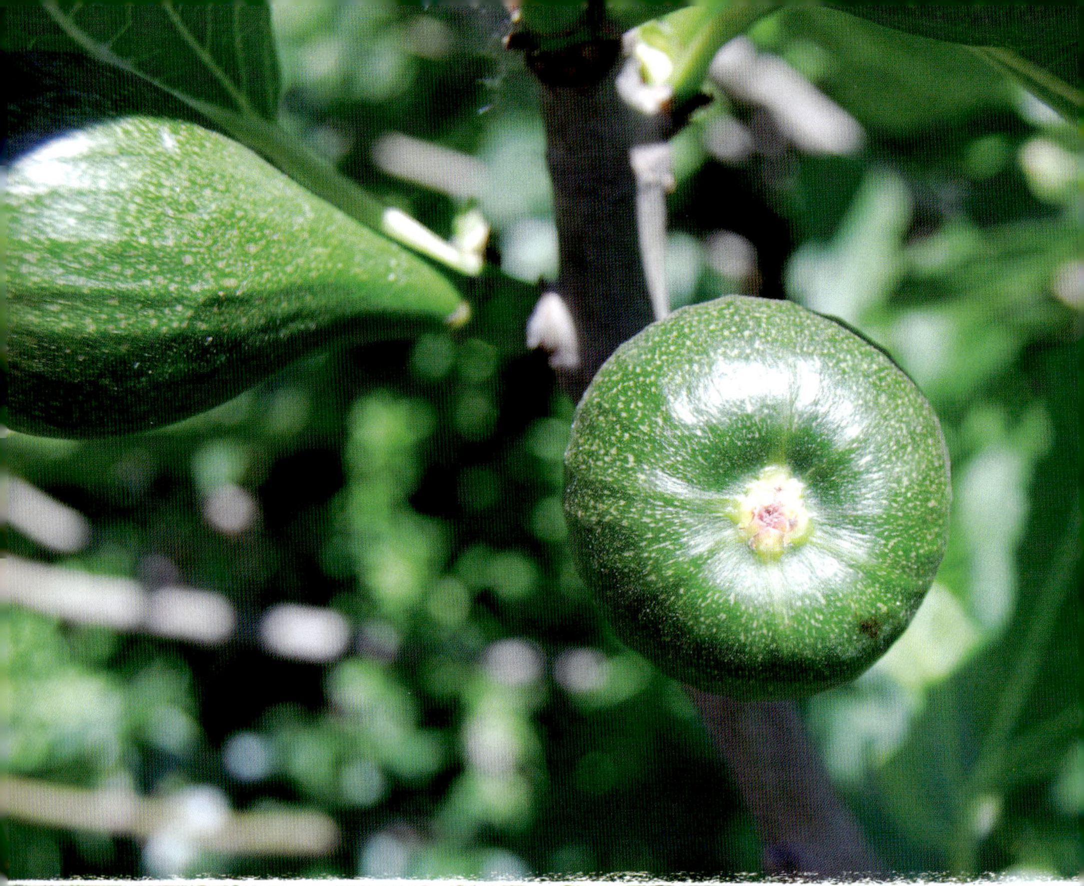

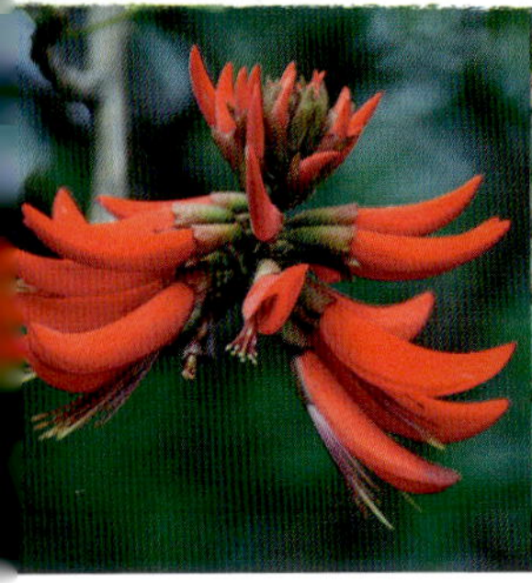

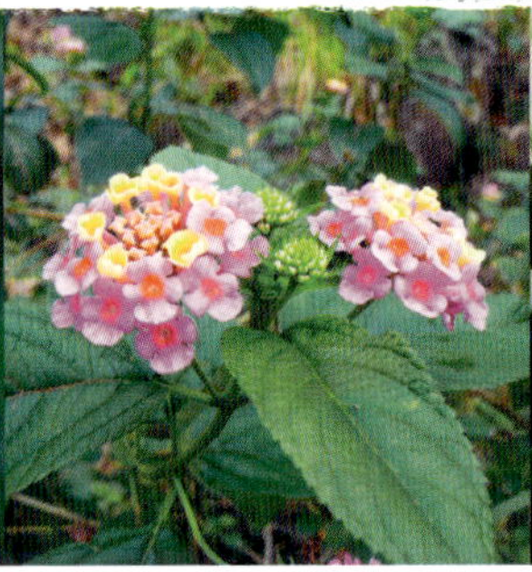

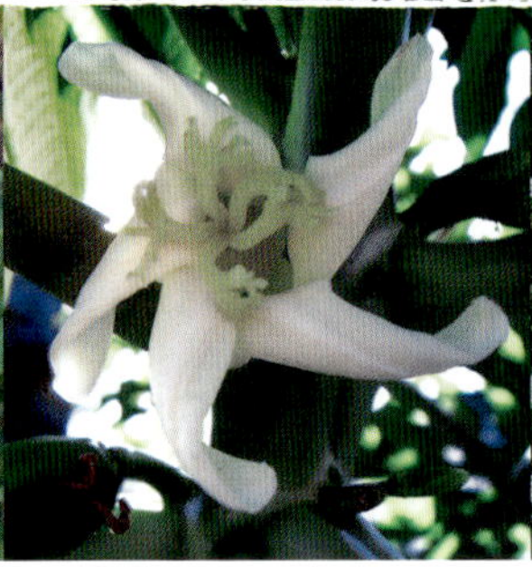

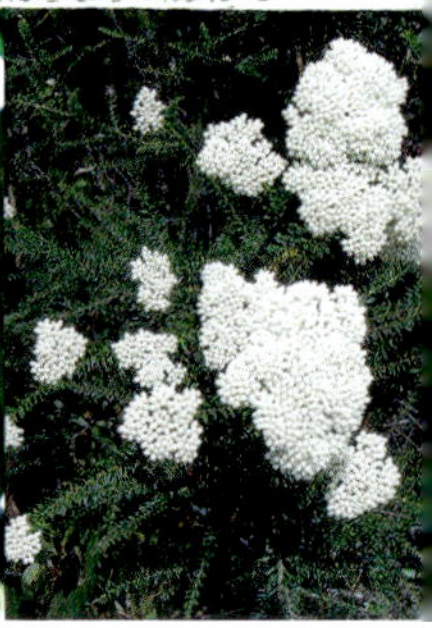

Fig, Coral Tree, Lantana, Papaya, Worrai

Vertrauen (»Confidence«)

Positive Qualitäten: Selbstbewusstsein – Selbstsicherheit – Lächeln – Annehmen
Hindernisse: Zweifel – Unentschlossenheit – Angst

»Sei zufrieden mit dem, was du hast; erfreue dich an der Art, wie die Dinge sind. Wenn du merkst, dass nichts fehlt, gehört dir die Welt.«
Laotse

Gefangen in Polaritäten

Zweifel ist eines der stärksten Hindernisse auf dem Weg zu einem erfüllten Leben. Die meisten unserer Gedankenprozesse sind erfüllt von einem Abwägen des Für und Wider. Bleiben wir darin gefangen, entsteht ein Hin und Her, eine Unentschlossenheit, die sehr viel Energie verbraucht. Unser Handeln wird gelähmt und Entscheidungen werden unmöglich gemacht. Regiert der Zweifel, entzweit er uns, innere Konflikte entstehen und halten den Geist in Unruhe. Unsere Kräfte können nicht im Ganzen wirksam werden. Zweifel wird im Denken geboren, das gerne in Polaritäten teilt, die einander ausschließen. Der ständige Abgleich, ist das gut, ist das schlecht, kann ich die Erwartungen erfüllen oder bin ich ein Versager, führt zum Vergleichen und kann Selbstzweifel auslösen. Dem liegt Angst zugrunde, nicht mithalten zu können, ausgeschlossen zu sein oder nicht das zu bekommen, was wir uns erwarten oder wünschen. Wir wollen nicht enttäuscht werden, wollen alles Negative von uns fernhalten. Uns fehlt das Vertrauen in die Weisheit des Lebens selbst. Womöglich konfrontiert es uns mit Ereignissen, an denen wir wachsen sollen, die verborgene Fähigkeiten in uns wecken, unser ureigenes Möglichkeitspotenzial Wirklichkeit werden lässt.

Die Angst konfrontieren

Angst ist eine der stärksten Gegenspielerinnen des Vertrauens – aber auch ein wichtiger Grundinstinkt des Menschen. Früher sicherte die Angst unser Überleben, sorgte dafür, dass wir im richtigen Moment in der Höhle geblieben sind und so nicht von Wölfen oder Säbelzahntigern gefressen wurden. Unsere heutigen Ängste sind unbestimmter geworden. Engere Lebensräume und die Gefahren

FRAGEN ZU VERTRAUEN:

- Wo in meinem Leben tauchen immer wieder Zweifel und Ängste auf?
- Was bedeutet für mich Zweifel?
- Wie fühle ich mich, wenn ich zweifle oder Angst habe?
- Wo und woran zweifle ich in meinem Leben nicht, wovor habe ich keine Angst?
- Worauf kann und konnte ich mich schon immer verlassen?
- Was hat immer gut in meinem Leben funktioniert?
- Wo liegen meine Ressourcen und Kraftquellen?

DIE WILDBLÜTEN-MISCHUNG »CONFIDENCE« SETZT SICH ZUSAMMEN AUS DEN BLÜTEN-ESSENZEN:

Coral Tree, Fig, Lantana, Papaya, Worrai

Hindernis: Zweifel | Skepsis | Angst | Unentschiedenheit | Unklarheit | Unentschlossenheit

Fördert: Respekt, Selbstwertgefühl und Zuversicht | Vertrauen in die eigene Kraft | Weisheit | Verstehen | Verständigung | Dranbleiben | Konzentration | Körpergefühle zu akzeptieren und wertzuschätzen | innere Verbindung | Fülle zu erkennen

modernster Technik konfrontieren uns zunehmend mit unüberschaubaren Herausforderungen verschiedenster Art. Dadurch geraten wir in immer erdrückendere Lebensumstände, Unruhe, Phobien und Panikattacken nehmen erheblich zu. Wir reagieren meist mit Rückzug und einem Sichzusammenziehen, um äußeren Bedrohungen möglichst wenig Angriffsfläche zu bieten. Doch wer sich aufgrund übermäßiger Angst verkriecht oder auf Flucht setzt, verstärkt sie erfahrungsgemäß und macht sie zum ständigen Begleiter. Hier gilt es in gewisser Weise, das Vertrauen in sich selbst zu stärken, den Mut zu fassen auf die eigene Angst zuzugehen und sie anzunehmen.

»Umarme die Angst liebevoll als Teil von dir, so wie die Mutter ihr weinendes Kind umarmt, und dann beginnt sie sich zu wandeln.«
Thich Nhat Hanh

Die Lösung liegt im Anzünden eines Lichts, nicht darin, der Finsternis Widerstand zu leisten.

Oft ist es nur in kleinen Schritten möglich, sich seiner Angst oder seinen Ängsten zu stellen, manchmal – je nach Art und Schwere dieses Gefühls – auch nur mithilfe erfahrener Therapeuten. Erste Erleichterung kann schon das Eingeständnis bringen, dass man sich überhaupt vor etwas fürchtet: So wird bereits die Angst vor der Angst reduziert. Mit dem Aufspüren der Angst im hintersten Winkel unseres Unterbewusstseins kann sie nach und nach ihren Schrecken verlieren. Indem wir uns ihr behutsam, ja beinahe liebevoll nähern, wird sie zum Schatten ihrer Selbst und löst sich mit der Zeit auf. Dieser Auflösungsprozess setzt Unmengen an Energie frei, von der uns dann Tag für Tag mehr zur Verfügung steht. In dem Maße, in dem wir frei von Zweifel, Unentschlossenheit und Angst werden, wächst unser Vertrauen in ein liebevolles Universum – immerhin ermöglicht es, ohne unser Zutun, die Existenz von allem, was ist.

Das Lächeln aus Ihrer Mitte

Wenn Zweifel und Ängste Sie plagen, können Sie sich selbst stärken, indem Sie sich ein Lächeln aus Ihrer eigenen Mitte schenken und sich »mitten hineinsetzen«:

Erinnern Sie sich an eine Situation, in Ihrem Leben, in der Ihnen durch und durch zum Lächeln zumute war. Eine Situation, in der Ihr Herz Luftsprünge machte und Sie sich rundum pudelwohl fühlten. Spüren Sie, wie Ihnen bei der Erinnerung daran ein Lächeln aus Ihrer unteren Mitte heraus, etwas unterhalb Ihres Nabels, in Ihr Gesicht hochsteigt. Sie nehmen wahr, wie dieses tiefe, liebevolle Lächeln sich mehr und mehr in Ihrem Körper ausbreitet. Es ist eine Kraft in Ihnen, die Sie so annimmt und akzeptiert, wie Sie in diesem Augenblick sind. Eine Kraft, von der Sie wissen, dass sie Sie sicher durch Ihr Leben führt. Sie lassen dieses Lächeln weiter durch Ihren Körper kreisen und bewahren es dabei gleichzeitig in Ihrem Gesicht. Sie spüren, wie die Energie des Lächelns etwas in Ihnen verändert und Sie stimmen dem zu. Grenzenloses Vertrauen und tiefes Einverständnis steigen in Ihnen auf.

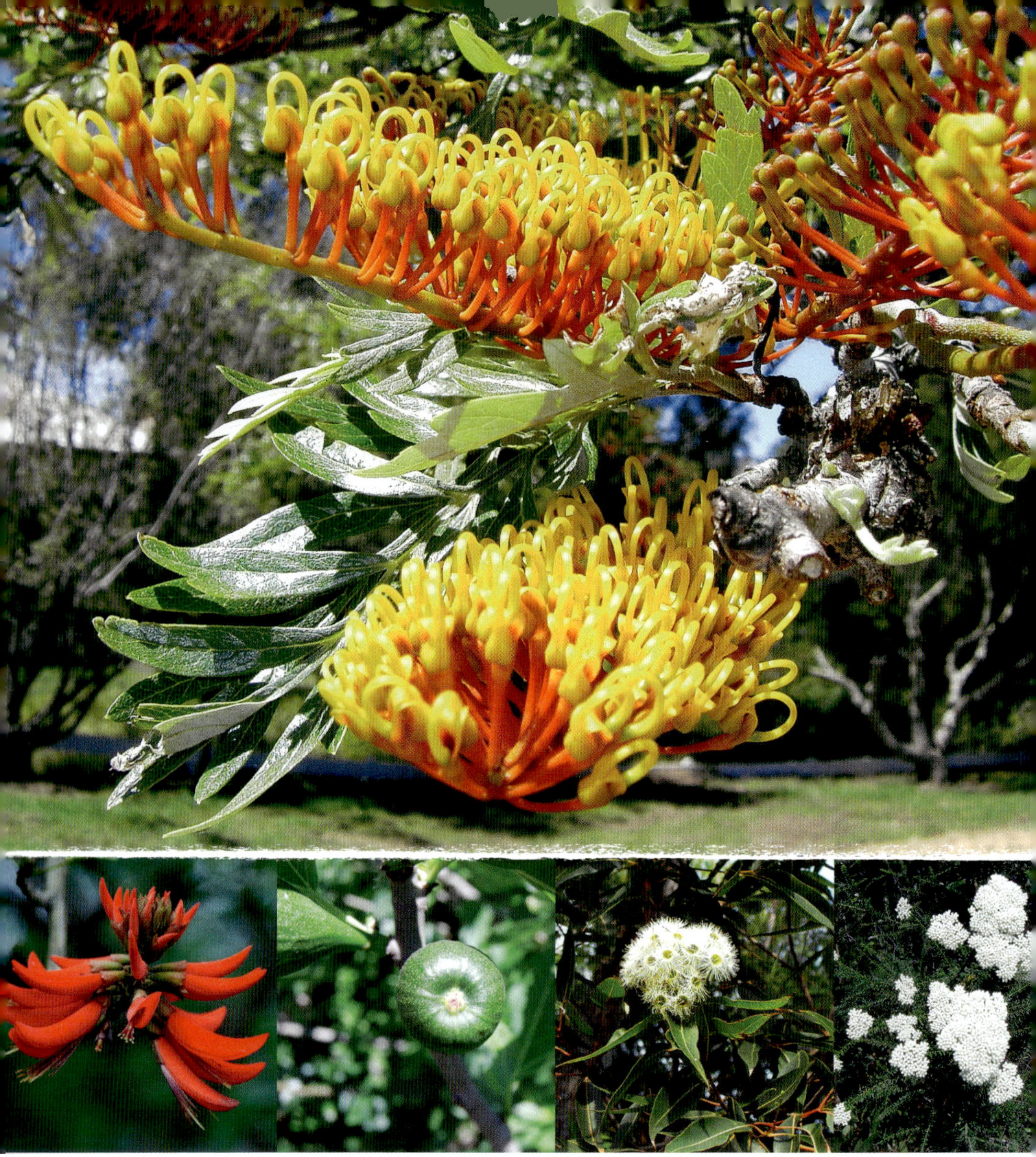

Silky Oak, Coral Tree, Fig, Ribbon Gum, Worrai

Fokussierung (»Focus«)

Positive Qualitäten: Konzentration – Disziplin – Ausdauer – Nachhaltigkeit
Hindernis: Konzentrationsstörungen – Gleichgültigkeit – fehlende Motivation

»Alles Flexible und Fließende neigt zu Wachstum. Alles Erstarrte und Blockierte verkümmert.«
Oscar Wilde

Präsent sein

Fokussieren (von lat. focus) bedeutet »scharf stellen«, »bündeln«; »in das Zentrum des Interesses« stellen. Die Energie folgt der Aufmerksamkeit. Hier geht es darum, Wichtiges von Unwichtigem zu trennen. Es gilt, klar zu erfassen, worauf es jetzt in diesem Augenblick wirklich ankommt, und es in den Mittelpunkt des Interesses zu stellen: sei es ein Aufsatz, der geschrieben werden muss, eine Klassen- oder Diplomarbeit, eine Prüfung oder eine wichtige Verhandlung.
In solchen Momenten brauchen wir einen klaren Kopf, der sich von allen Ablenkungen abschirmt und die Aufmerksamkeit bündelt. Mit der Wildblüten-Essenz »Focus« wird ein Feld der Präsenz aufgebaut, mit dem es uns möglich ist, nachhaltig und mit Ausdauer und Disziplin bei einer Sache zu bleiben.

Ein Gespür für Wachstum

Ein weiteres Thema von »Focus« ist das Erkennen der Lebensaufgabe. Das erfordert auf der einen Seite eine Offenheit für Wachstum, aber auf der anderen Seite uns auch wirklich auf das einzulassen und voranzutreiben, was uns am Herzen liegt. Sind die Grenzen unserer bisherigen Realität zu eng geworden, dann lohnt es sich, in neue Erfahrungswelten aufzubrechen und neue unentdeckte Dimensionen unseres Bewusstseins zu ergründen. Der Wunsch nach Weiterentwicklung und Erforschung unser Möglichkeiten ist ein – allerdings oftmals tief vergrabenes – menschliches Grundbedürfnis, die treibende Kraft der Evolution. Daher sollten wir ihm nachgehen, statt uns gegen ihn zu stellen. Bringt uns Stillstand keine Erfüllung mehr, sind wir aufgerufen, und zwar in gewisser Weise von uns selbst, neue Herausforderungen zu suchen und uns an ihnen zu erproben.

Die Intention zu wachsen

Neugierde und ein grundsätzlich gutes Gefühl sind beste Ratgeber und Wegweiser, um aus Langeweile und Stillstand herauszukommen und weiter mutig der inneren Stimme zu folgen. Das gilt auch für Menschen, die sich all ihre materiellen Wünsche erfüllen können, sich aber innerlich leer fühlen, weil ihnen die innere Sinnhaftigkeit abhanden gekommen ist. Oft verlieren sie sich in Aktivitäten, die keine echte Bedeutung für ihre Entwicklung haben. Die Intention, Wachstum, auch spirituelles Wachstum, erfahren zu wollen, erfordert eine aktive Ausrichtung auf das wirklich Wesentliche. Die Intention wachsen und sich weiterentwickeln zu wollen, sollte täglich im Bewusstsein präsent sein. Ziel ist es, Freiheit zu erfahren. Freiheit von emotionalen Anhaftungen und karmischen Einschränkungen (Mustern und Programmen) gibt uns die Möglichkeit, über uns hinauszuwachsen und zu einem wirklichen Künstler eines originellen Lebens zu werden. So kann sich die Geburtsvision verwirklichen. Erst dann lässt sich entdecken, was sich da tief aus uns heraus bemerkbar macht, was in uns angelegt ist, ernst genommen und entwickelt werden will. Ernsthafter als bisher sollten wir unsere Sehnsucht, Spiritualität und Wachstum erfahren zu wollen, immer wieder fokussieren.

FRAGEN ZU FOKUSSIERUNG:

- Worauf kommt es mir gerade an?
- Um welches meiner Bedürfnisse geht es mir gerade?
- Wie wichtig ist mir spirituelles Wachstum?

DIE WILDBLÜTEN-MISCHUNG »FOCUS« SETZT SICH ZUSAMMEN AUS DEN BLÜTENESSENZEN:

Coral Tree, Fig, Ribbon Gum, Silky Oak, Worrai

Hindernis: Nicht wissen, was man will | Ablenkung | Konzentrationsstörungen | Gleichgültigkeit | fehlende Motivation | Ziellosigkeit

Fördert: die Fähigkeit, sich zu fokussieren (wertvoll bei Prüfungsvorbereitungen und auch beim Lernen) | sich seiner Lebensaufgabe anzunehmen und in sie hineinzuwachsen

Verbindungen

In jedem Menschen ist ein innerer Drang nach Weiterentwicklung, Spiritualität und Verbindung mit der Schöpferkraft. Drei wesentliche Verbindungen helfen uns, den Geschmack der Einheit auf der Zunge zu spüren:

Verbindung zur Natur (Anfassen, Betrachten und Beobachten einer Lieblingspflanze).
Verbindung zu anderen Menschen (wenn ich Gott im anderen sehe, habe ich ihn in mir gefunden – nicht müde werden, auch im Feind ein menschliches Wesen mit den gleichen Grundbedürfnissen zu sehen).
Verbindung zu mir selbst (die Wertschätzung, die ich mir gebe, zeigt sich in der Ernsthaftigkeit, mit der ich Verabredungen mit mir – z. B. Meditation – einhalte).

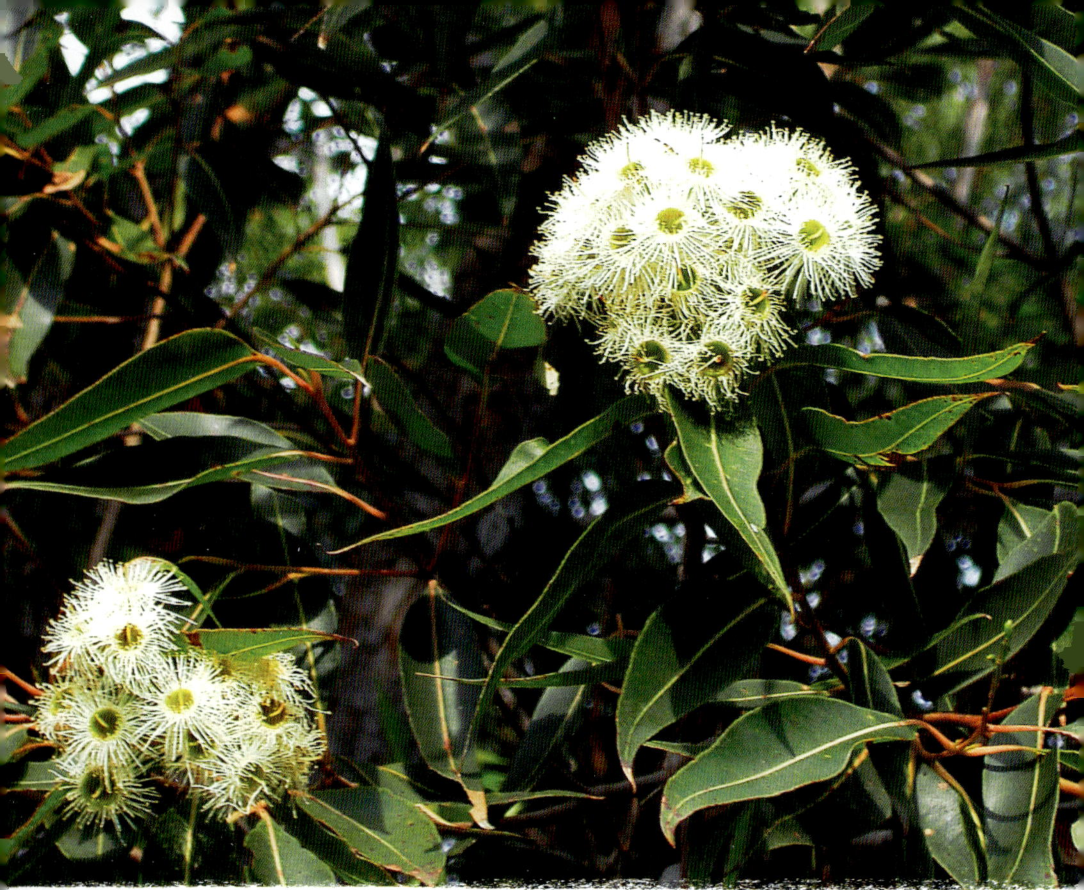

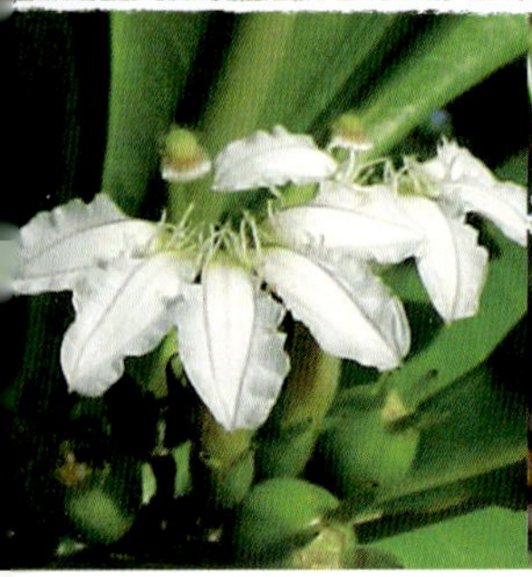
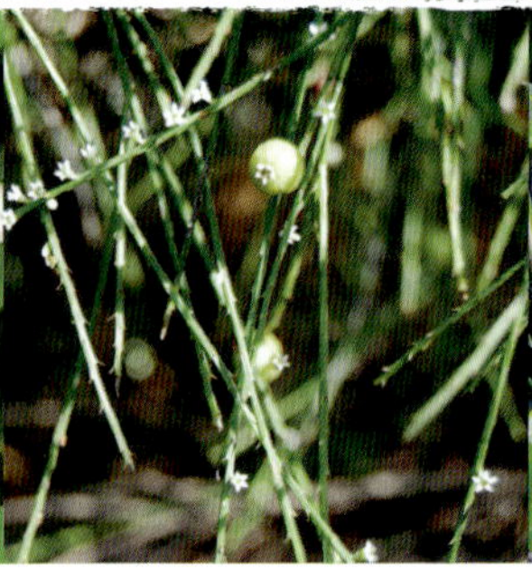
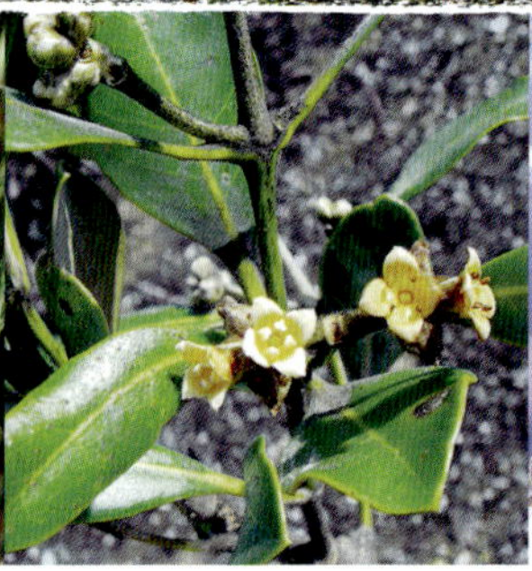
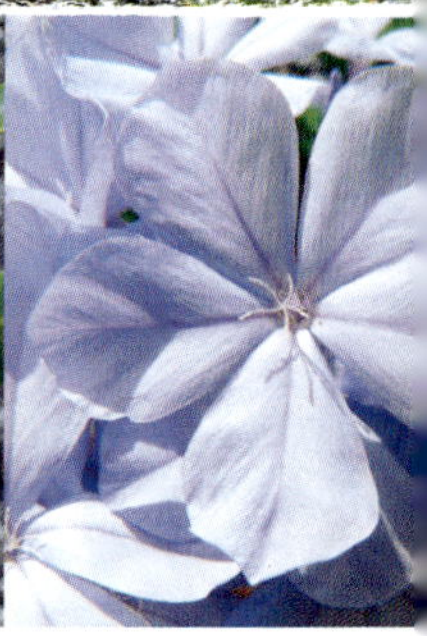

Ribbon Gum, Fan Flower, Cherry, Grey Mangrove, Plumbago,

Freude (»Happiness«)

Positive Qualitäten: Lachen – Glücklichsein – Leichtigkeit – Lebenslust
Hindernisse: Trägheit – Gewohnheit – Lustlosigkeit

»Wann immer ein Mensch lacht, ist ein Stück Himmel dabei.«

Lust am Glücklichsein

Freude wirkt ansteckend und heilt. Lachen aus Freude, Leichtigkeit und Dankbarkeit ist eines der größten Geschenke, die sich ein Mensch machen kann. Für Glück und Freude bzw. die Lust an der Freude empfangsbereit zu sein, öffnet Türen. Wenn wir in Trägheit und Gewohnheiten versinken und uns zunehmend vor Neuem fürchten, arbeiten wir gegen das Leben, gehen ihm aus dem Weg. Dadurch nimmt unsere Kraft ab, unser Aufnahmevermögen sinkt, Wille und Entscheidungskraft lassen nach. Das führt zu Müdigkeit, Schwäche, Konzentrationsstörungen, Traurigkeit und Langeweile.
Auch unser Selbstwertgefühl schwindet in dem Maße, wie keine Taten mehr vollbracht werden. Fernsehen, Essen und Trinken betäuben und führen zu noch mehr Schwere und Antriebslosigkeit. Auf diese Weise verhindern wir auch, mit Menschen oder Situationen in Kontakt zu treten, die uns berühren, ergreifen, innerlich anregend wirken. Durch unsere Gleichgültigkeit und innere Abwesenheit wird Freude im Keim erstickt.

»Und lernen wir besser uns freuen, so verlernen wir am besten, andern wehe zu tun und Wehes auszudenken.«
Friedrich Nietzsche

Energie aufbauen

Es ist ein tief verwurzelter Ausdruck des Menschseins, anderen eine Freude bereiten zu wollen. Heilsames oder sinnvolles Handeln zum Wohle anderer erzeugt erstaunlich viel positive Energie. Egal, ob eine Geburtstagsfeier, eine Wohltätigkeitsveranstaltung organisiert oder eine freudige Überraschung vorbereitet wird – diese Aktivitäten entfachen eine Art Freudenfeuer im Herzen. Die innere Glut verwandelt Trägheit in Lust und Kraft.

Freude entspringt unserem tiefsten Inneren, sie hat mit unserer Bereitschaft zu tun, unsere Energien frei fließen zu lassen. Stocken unsere Energien, empfinden wir auch keine Freude. In unserem Alltag kann alles Mögliche unsere Freude unterbinden. Routine und Gleichgültigkeit kann sie abtöten, sie hat es auch schwer, wenn wir beständig mit uns selbst hadern, missmutig auf die Welt und unser Leben blicken, uns scheinbar nichts mehr zu motivieren vermag. Oft reichen jedoch Kleinigkeiten aus, um ein zartes Pflänzchen der Freude zu pflanzen, einfach, indem wir uns erinnern, was uns tiefe Freude bereitet. Das muss gar nichts Großartiges sein, womöglich erleben wir bereits stille Freude beim Anblick tanzender Sonnenstrahlen auf einem Fluss oder beim Hören einer ergreifenden Melodie. Es ist eine Frage der Entscheidung, die Freude in unser Leben zu bringen, indem wir etwas aus vollem Herzen tun, etwas, was uns Spaß macht, unsere Leidenschaft weckt. Freude ist ein starker Motor, der unsere wirklichen Interessen weckt und uns eintauchen lässt in ein Feld neuer Perspektiven und Möglichkeiten, wacher Neugier und grenzenlosen Wissensdursts. Freude

FRAGEN ZUR FREUDE:

- Was brennt in mir?
- Was löst ein inneres »Juchhu«-Gefühl aus?
- Wobei lacht mein Herz?
- Was bereitet mir immer wieder Freude?
- Was lässt mich intensiv glücklich sein?
- Wann empfinde ich eine mich ganz erfüllende stille Freude?

DIE WILDBLÜTEN-MISCHUNG »HAPPINESS« SETZT SICH ZUSAMMEN AUS DEN BLÜTENESSENZEN:

Cherry, Fan Flower,
Grey Mangrove, Plumbago,
Ribbon Gum

Hindernis: Trägheit | Faulheit | Apathie | Freudlosigkeit | Gefangensein in Mustern, Vorstellungen und Glaubenssätzen | ein von Gewohntheiten bestimmter Alltag | Herzeleid

Fördert: Leidenschaft | Begeisterung | Lachen | Zielstrebigkeit | Durchhaltevermögen | Leichtigkeit | Frohsinn und die Fähigkeit, sich an dem zu freuen, was man haben darf liegt jenseits von Gewinnen und Verlieren, sie kann nicht vom Ego erzeugt werden, sie ist eine Seelenqualität. Ein Mensch, der von Freude erfüllt ist, kann gar nicht anders, als diese Freude weiterzugeben, sie zu teilen, sie »quillt« geradezu aus ihm heraus. Mit diesem inneren Reichtum beglückt er seine Umwelt und erschließt zugleich immer neue Felder der Freude auch für sich selbst.

Der Freuden-Generator

Da wir in einer sehr ergebnis- und zielorientierten Gesellschaft leben, vergessen wir manchmal die Freude, die uns das Leben an sich bereiten kann, einfach so, jeden Tag, jeden Augenblick. Wir haben solche Momente schon oft erlebt und genossen. Wenn uns die Freude mal wieder scheinbar abhanden gekommen ist, können uns diese kleinen Übungen helfen, sie aufzubauen.

Schreiben Sie eine »Freuden«-Liste: Notieren Sie darauf all das, was in Ihnen Begeisterung und wirkliche Freude hervorruft. Das Spektrum kann von ganz einfachen Dingen und Augenblicken bis zu wirklich ungewöhnlichen Freude-Erzeugern reichen – schreiben Sie das auf, was Ihnen dazu in den Sinn kommt. Womöglich wird allein das Aufschreiben schon Freude in Ihnen auslösen. Tauchen Sie ganz in das freudige Gefühl ein und nehmen Sie wahr, wie es Ihnen Kraft gibt und Ihre Energiereserven auftankt. Und sollten Sie sich an einem anderen Tag einmal komplett freudlos fühlen – greifen Sie zu dieser Liste und machen Sie sich eine Freude.

Eine andere Möglichkeit, in das »Freude«-Feld einzutauchen, besteht darin, einmal am Tag darüber nachzudenken, wem Sie eine kleine Freude bereiten könnten. Und dann tun Sie es! Spüren Sie auch dabei hin, was dies mit Ihnen macht.

Sensibilisieren Sie sich für die Freude, indem Sie kurz vor dem Einschlafen an Dinge denken, die Ihnen während des Tages Spaß gemacht, Sie zum Lachen gebracht haben. Der Gedanke daran wird Sie sicher noch einmal lächeln lassen.

Schön ist es auch, erlebte Freude zu teilen: Erzählen Sie anderen, was Sie zuletzt erfreut hat und wie Sie sich dabei gefühlt haben.

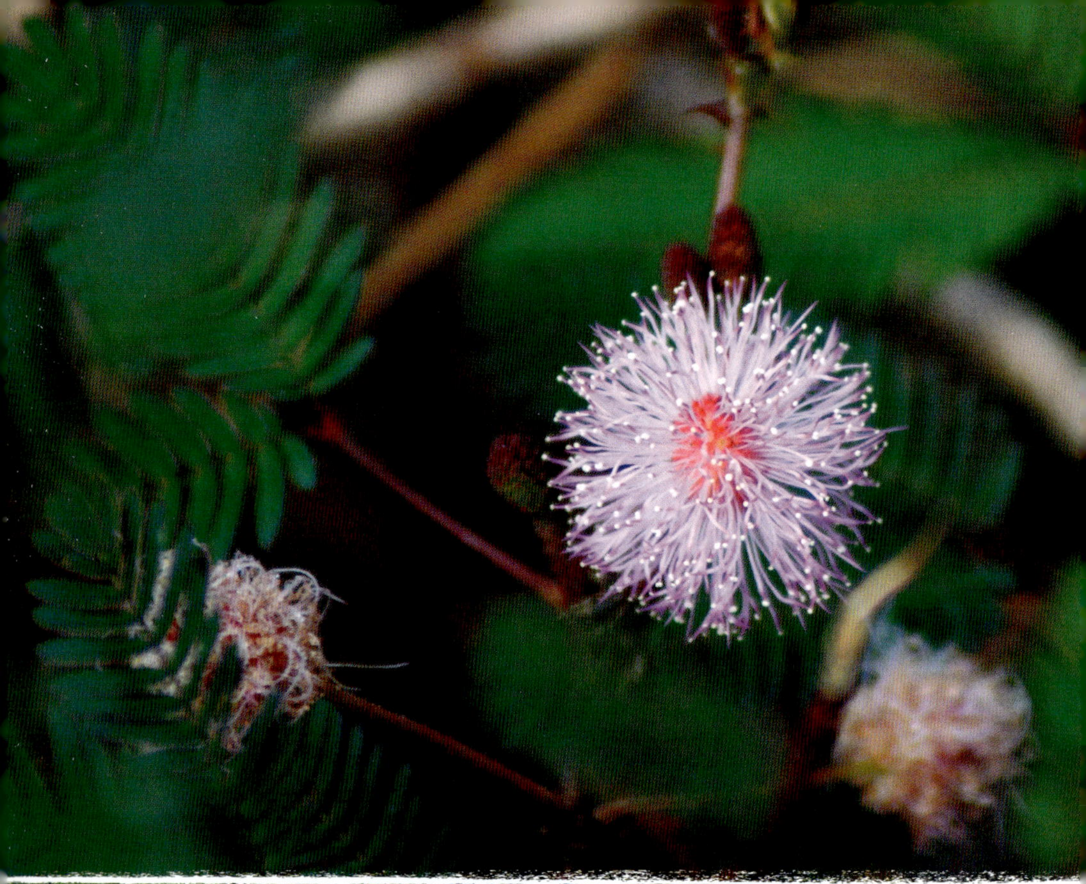

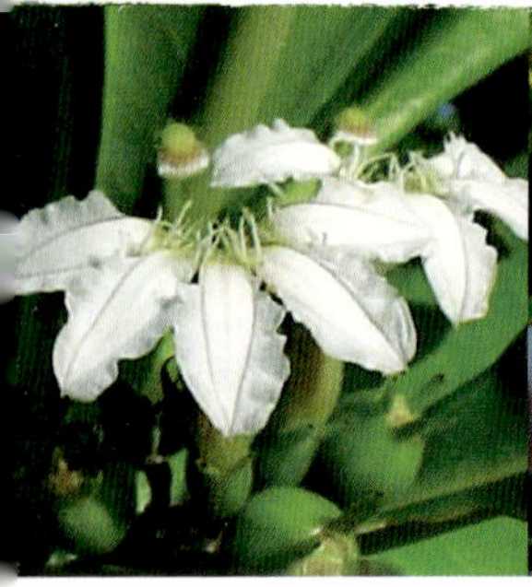

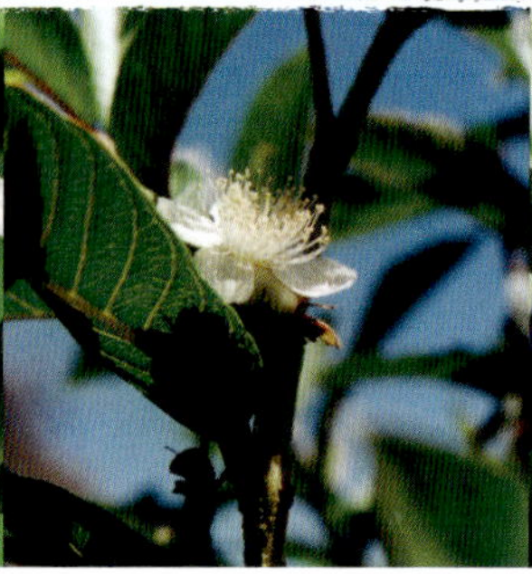

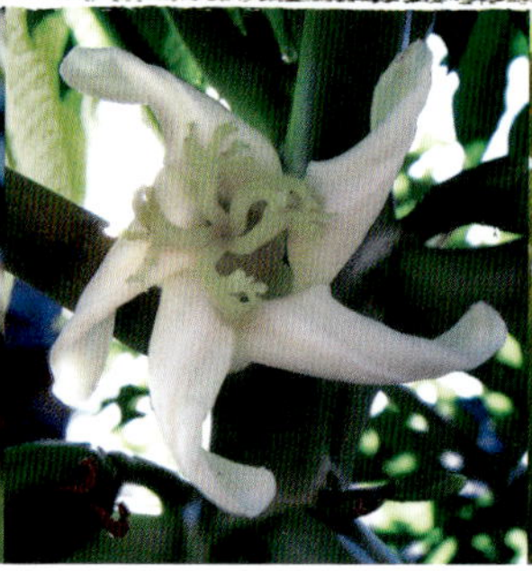

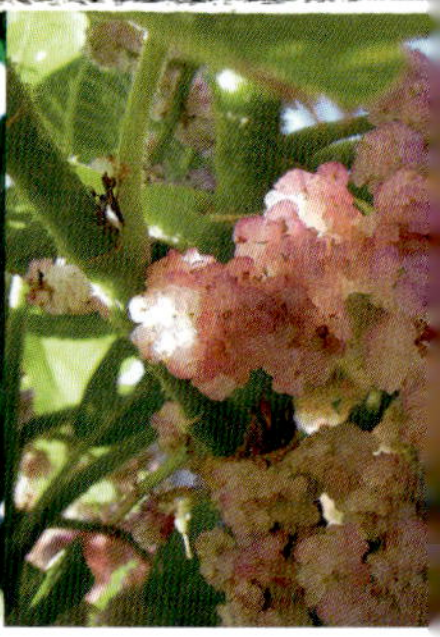

Sensitive Plant, Fan Flower, Guava, Papaya, StingingTree

Ausgeglichenheit (»Inner Peace«)

Positive Qualitäten: Gleichgewicht – Dankbarkeit – Harmonie – Souveränität
Hindernisse: Verlangen – Gier – Ignoranz – Machtgelüste

»Das höchste Gut ist die seelische Harmonie mit sich selbst.«
Seneca

Auf der Suche nach Harmonie

Gier, Verlangen, Ignoranz und ein unbedingter Machtwille sind die »Zutaten«, die verhindern, dass wir zu echter Ausgeglichenheit oder innerem Frieden finden. Oft ist eine tiefe Unzufriedenheit Anlass für diese Regungen oder das Gefühl, dass uns immer etwas fehlt, so viel wir auch tun. Der Grund dafür liegt darin, dass wir uns mühen, im Außen Gegebenheiten zu schaffen, die Unliebsames verhindern und uns auf immer Glück, Harmonie und Zufriedenheit verschaffen sollen.
Doch das Leben lässt sich nicht durch die Jagd nach mehr Geld, mehr Liebe, mehr Aufmerksamkeit, mehr Macht oder mehr Zeit wirklich so wandeln, dass wir Erfüllung finden. Äußerlichkeiten haben keinen echten Wert für die Seele, äußerer Reichtum wird uns keine innere Ruhe und Ausgeglichenheit schenken können. Oft vermitteln sie kurzzeitiges Glück, bevor uns das Verlangen erneut packt und vorwärts treibt, auf der Suche nach Befriedigung, die aber letztlich immer nur Ersatzbefriedigung ist.
Oft bleibt uns ein Glück auch deshalb versagt, weil es nicht unserer Erwartung entspricht, die wir zuvor davon hatten.

FRAGEN ZUR AUSGEGLICHENHEIT:

- Was fehlt mir wirklich?
- Was sind Ersatzbefriedigungen in meinem Leben?
- Worauf kommt es mir wirklich an?
- Wo laufe ich wie der sprichwörtliche Esel hinter der Karotte her?
- Wie komme ich aus meinem gewohnten »Hamsterradprogramm« heraus?
- Will ich eigentlich wirklich, was ich so sehnlich begehre?
- Was hat mir schon einmal ein Gefühl innerer Ruhe vermittelt?

Verläuft das Leben anders, als wir es uns vorgestellt haben, fühlen wir uns betrogen und strengen uns weiter an, es in den Griff zu bekommen.

Von innen nach außen

Natürlich ist es sinnvoll, Einsatz zu zeigen und sein Leben zu gestalten. Aber würden wir nicht viel mehr profitieren, wenn wir nicht in unseren eigenen, manchmal kleinlichen Wünschen gefangen blieben, sondern anfingen, im größeren Rahmen zu denken? Können wir wirklich zufrieden leben, wenn es anderen schlecht geht? Ist es nicht an der Zeit, innezuhalten und wahrzunehmen, welche Auswirkungen unser ausschließlich eigennütziges Handeln hat, nicht nur auf uns, sondern auch auf unser unmittelbares Umfeld und darüber hinaus?

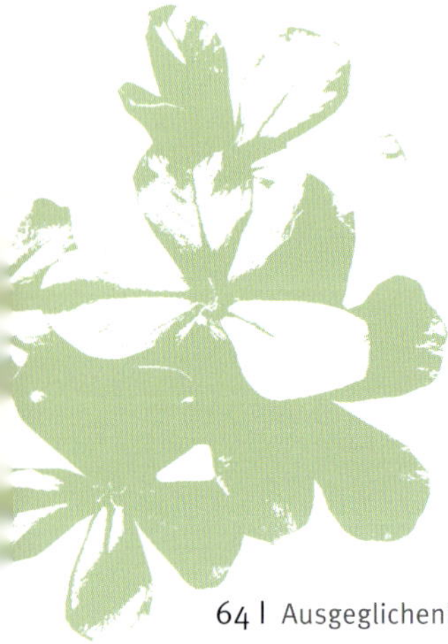

DIE WILDBLÜTEN-MISCHUNG »INNER PEACE« SETZT SICH ZUSAMMEN AUS DEN BLÜTENESSENZEN:

Fan Flower, Guava, Papaya, Sensitive Plant, StingingTree

Hindernis: Sucht | Verlangen | Habenwollen | Machtlust | Gier | Ablehnung und Ignoranz dessen, was ist

Fördert: die eigene Mitte zu finden und sich in ihr zu stabilisieren | das Gefühl, geerdet zu sein | Gleichgewicht | Dankbarkeit | Konzentration | Einfachheit

In unserer globalisierten Welt wird uns fast täglich vor Augen geführt, wie alles miteinander vernetzt und verbunden ist. Unsere Interessen auf Kosten eines anderen durchzusetzen, der ja ebenfalls eigene Interessen hat, ist langfristig betrachtet nicht sehr produktiv. Was würde geschehen, wenn wir anfingen, mehr und wirklich partnerschaftlich zu denken? Könnte eine Schnittmenge der Interessen gefunden werden, die beiden behagt oder gar zu ganz neuen, überraschenden Lösungen führt? Ausgeglichenheit hat immer mit Ausgleich zu tun, ich nehme mich genauso wichtig wie mein Gegenüber, erkläre und vertrete meinen Standpunkt und höre mir den des anderen an. Ich will ihn nicht beherrschen, übervorteilen, niederdrücken oder gar ignorieren.

Der Weg zu mehr Ausgeglichenheit beginnt in uns selbst: In dem Maße, in dem wir lernen, mit uns selbst geduldig zu sein, unseren eigenen inneren Ärger zu klären, uns innerlich selbst zu »befrieden« und uns selbst liebevoll zuzuwenden, wächst auch unsere innere Ruhe und Gelassenheit unserer Umgebung gegenüber. Unsere eigene harmonische Ausstrahlung kann in der Welt schon sehr viel bewirken.

Ich stelle mir ein großes strahlendes Lächeln in mir vor. Dann setze ich mich mitten in dieses Lächeln hinein und werde selbst zu diesem Lächeln. Ich spüre: Alles ist gut, ich darf so sein. Die Welt lächelt im gleichen Augenblick zu mir zurück.

Nichts müssen müssen

Wenn wir innerlich getrieben sind von Verlangen, von der Gier, vom Konkurrenzdenken, könnte es sein, dass wir dabei die Geschenke übersehen, die uns das Leben anbietet?

Versuchen Sie einen Tag lang nichts zu erzwingen, was Sie eine extreme Anstrengung kostet. Können Sie die Dinge auch mal auf sich zukommen lassen? Nehmen Sie kleine Gesten und Freundlichkeiten in Ihrer Umgebung wahr, sammeln Sie sie und sagen Sie innerlich »Danke«. Wie steht es mit Zufällen und Fügungen, sind Sie Ihnen an Ihrem Übungstag ebenfalls begegnet? Ziehen Sie am Abend ein Resümee: Wie ist es Ihnen ergangen, hat sich etwas in Ihnen verändert, wie fühlen Sie sich? Werden Sie es wagen, sich einen solchen Tag erneut zu gönnen?

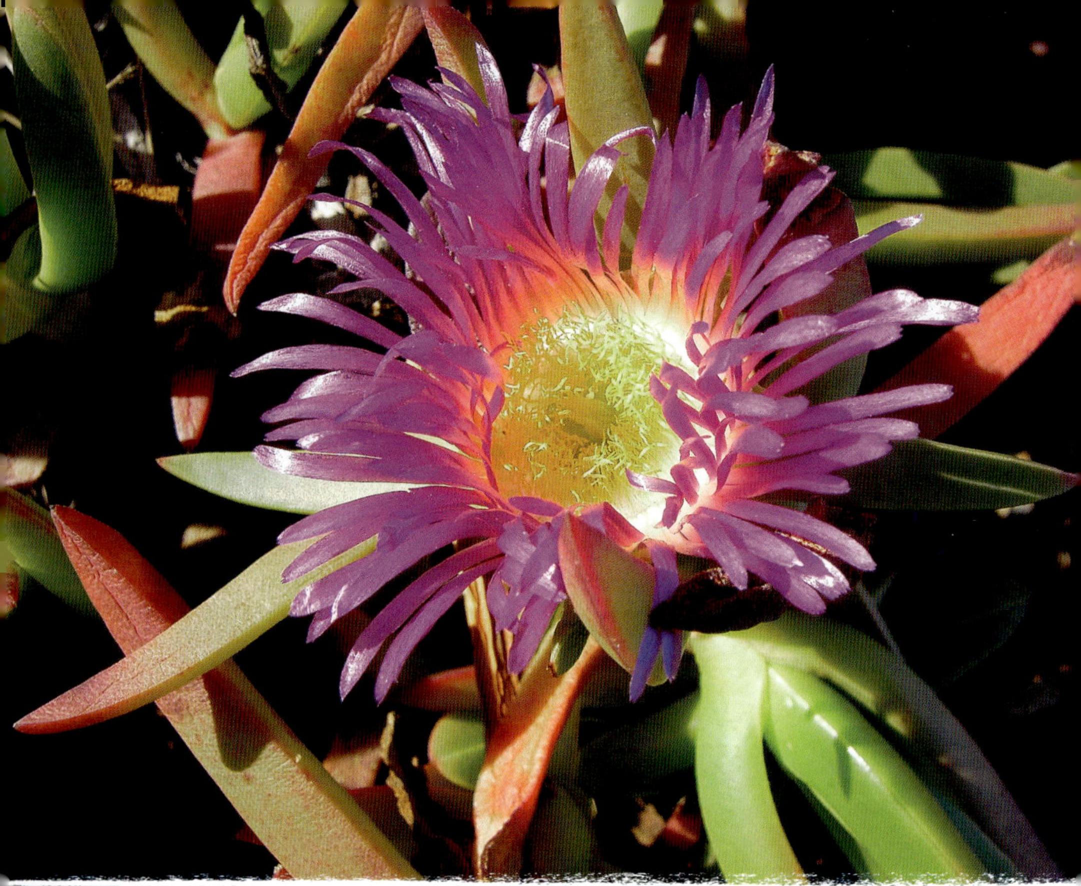

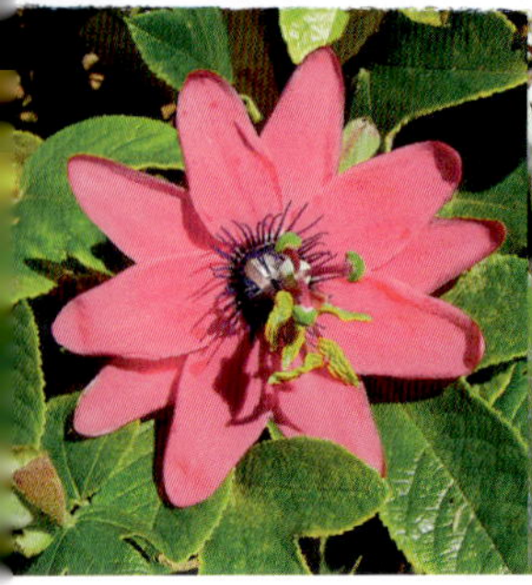

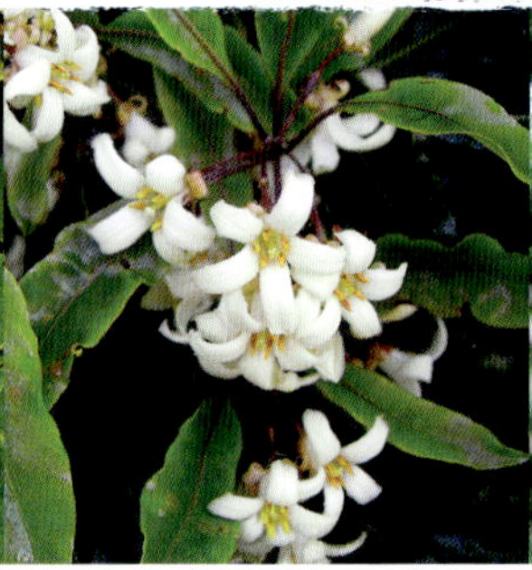

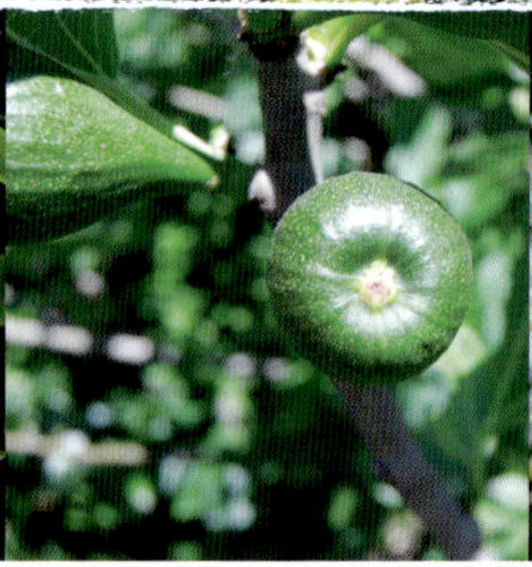

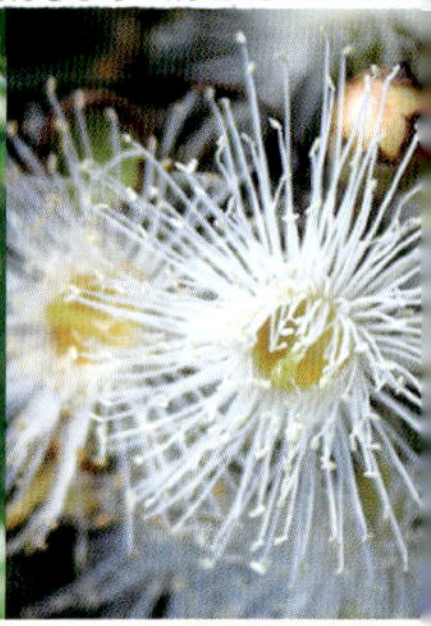

Pigface, Passion Flower, Pittosporum, Fig, Manna Gum,

Entspannung (»Relax«)

Positive Qualitäten: Geduld – Ruhe – Entspannung – Entschleunigung – Gelassenheit
Hindernisse: Unruhe – Stress – Ruhelosigkeit – Nervosität

»Kein Tag hat genug Zeit, aber jeden Tag sollten wir uns genug Zeit nehmen.«
John Donne

Wegrennen als Lebensweise

Die Wildblüten-Mischung »Entspannung« spricht einen ähnlichen Themenkreis an wie »Ausgeglichenheit«. Entspannung stellt sich ebensowenig wie Ausgeglichenheit ein, wenn ein Mensch ständig von Unruhe getrieben ist. Hast und Ruhelosigkeit entstehen, wenn wir unablässig auf der Suche nach angenehmen Erfahrungen sind und dabei gleichzeitig vor allem flüchten, was uns unangenehm erscheint oder Zeit »stiehlt«. Oft äußert sich das in Glaubenssätzen wie »Es macht mich verrückt, still sitzen zu müssen«, »Ich habe keine Zeit«, »Ich muss noch ...«, die tief verankert sein können. Hinzu kommt, dass wir in einer Zeit pausenloser Reizüberflutung, Ablenkung und Zeitdruck leben. Fast die gesamte Menschheit wird so auf Trab gehalten, sie kann (oder darf?) gar nicht zu sich kommen. Einmal nichts zu tun, könnte uns mit uns selbst konfrontieren und mit der Wirklichkeit, die wir erschaffen haben – würden wir das denn aushalten? Wie würden wir uns wahrnehmen, uns spüren, was müssten wir uns womöglich eingestehen? Letztlich ist es blanke Angst und Mangel an Vertrauen, was die meisten Menschen wie verrückt durch den Tag treibt. Die Unruhe ist dabei wie ein schleichendes Gift, das alles durchdringt und zersetzt. Sie wirkt ansteckend auf andere Menschen und verbreitet eine Schwingung, die bis in die kleinsten Ecken vordringt und es schafft, überall das Gleichgewicht zu stören.

FRAGEN ZU ENTSPANNUNG:

- Wann werde ich unruhig?
- Wodurch äußert sich Unruhe bei mir?
- Wovon hält mich Unruhe ab?
- In welchen Situationen könnte ich mich in Gelassenheit üben?
- Was entspannt mich?

»Ein Augenblick der Seelenruhe ist besser, als was du erstreben magst.«
Persisches Sprichwort

Spüren statt hetzen

Im Spüren und Wahrnehmen der Vielfalt des Augenblicks liegt die Chance, das eigentliche Leben zu entdecken. Dabei eröffnen solche Momente eine Pracht, die all unsere Sinne anspricht, und wir registrieren, dass es diese bleibenden Eindrücke sind, die unser Leben ausmachen. Wenn wir zurückschauen, merken wir schon heute, dass nur die gefühlten Momente in Erinnerung bleiben. Hingegen erscheinen all unsere Errungenschaften, die sich in Zahl und Menge messen lassen, eher nichtig. Wer immer mithalten muss, nie aus seinem Hamsterrad herauskommt, der hat besonders stark den Eindruck, dass die Zeit viel schneller verrinnt, als sie es früher zu tun schien. Eine Woche, ein Monat, ein Jahr sind plötzlich vorüber – aber hat man sie wirklich erlebt oder ist man nur mitgehetzt?

Stehenbleiben und Innehalten, um wieder Inhalt zu spüren, der inneren Halt gibt, sind die besten Strategien, um in einer haltlosen Realität wieder gehaltvoller und »herzhafter« zu leben. Denn: Je weniger inneren Halt wir haben, desto stärker ist der Drang, ihn im Außen, in Scheinbefriedigungen wie Geld oder Arbeit zu finden. Gelassenheit und Geduld stellen sich auch ein, wenn folgende tiefe spirituelle Erkenntnis in unser Zellbewusstsein eingesickert ist: »Ich muss nirgendwo hin ... weil ich schon längst angekommen bin – ich habe es nur vergessen.« Ist dieses

DIE WILDBLÜTEN-MISCHUNG »RELAX« SETZT SICH ZUSAMMEN AUS DEN BLÜTENESSENZEN:

Passion Flower, Pittosporum, Fig, Manna Gum, Pigface

Hindernis: Unruhe | Stress | Ruhelosigkeit | Nervosität | Getriebensein | Sorge | Aufregung | keine Zeit haben | Stress

Fördert: Geduld und Entschiedenheit | Trost | Entspannung | Frieden | Loslassen | Gelassenheit | Wahrnehmung vorrangiger Grundbedürfnisse

Wissen zu einer eigenen inneren Erfahrung und Überzeugung gereift, kehrt wirkliche Ruhe ein, und Fülle und Dankbarkeit werden spürbar. Angekommensein und Akzeptanz dessen, was ist, haben nährende Qualität und bilden einen nahezu unerschütterlichen Gegenpol zur Unruhe eines aufgewühlten Geistes.

Reif für die Entspannungs-Insel

Wir sind sehr gut darin, uns unserem immer schneller werdenden Alltag anzupassen. Was wir darüber vergessen haben, ist auch die Entschleunigung zu üben. Wird sie uns nicht von außen »geschenkt«, heißt das wohl, wir müssen uns selbst darum kümmern: Wir sind die Gestalter unseres Lebens, nicht die Erdulder. In ganz kleinen Schritten schaffen wir uns hier und da kleine »Entspannungs-Inseln«.

Wenn Sie der Tag mit all dem, was scheinbar getan werden muss, vor sich her peitscht, lenken Sie Ihre Aufmerksamkeit im schnellen Gehen auf Ihre Füße. Spüren Sie mit jedem Tritt den Boden und stellen Sie sich vor, wie sicher Ihre Füße Sie von einem Ort zum anderen tragen und wie dankbar Sie sein dürfen, dass dem so ist. Spüren Sie, wie Sie dabei entspannen, sich niederlassen können? Dann richten Sie Ihre Aufmerksamkeit auf das, was Sie zu Ihrem angepeilten Ziel treibt, warum Sie dort wirklich hinwollen. Sie werden zum Beobachter und Zeugen Ihres Gehetztseins und können sich fragen, ob diese Haltung eigentlich angemessen ist. Atmen Sie dann mehrmals tief ein und aus und treffen Sie bewusst die Entscheidung, Ihren Weg geruhsamer fortzusetzen.
Planen Sie einmal am Tag Zeit ausschließlich für sich selbst ein, sei es morgens, mittags oder abends. Gestalten Sie sie so, wie Sie möchten: mit Meditation, ein paar Yoga-Übungen, Musik hören, ein Buch lesen, im Garten arbeiten, voller Hingabe einen Kuchen oder Brot backen, eine Tasse Tee bewusst trinken, ein wohliges Bad bei Kerzenschein nehmen (Wärme, sei es von innen oder außen, hat meist entspannende Wirkung) oder den Sternenhimmel beobachten. Ihnen fallen sicher noch zahlreiche andere Möglichkeiten der Entspannung ein.

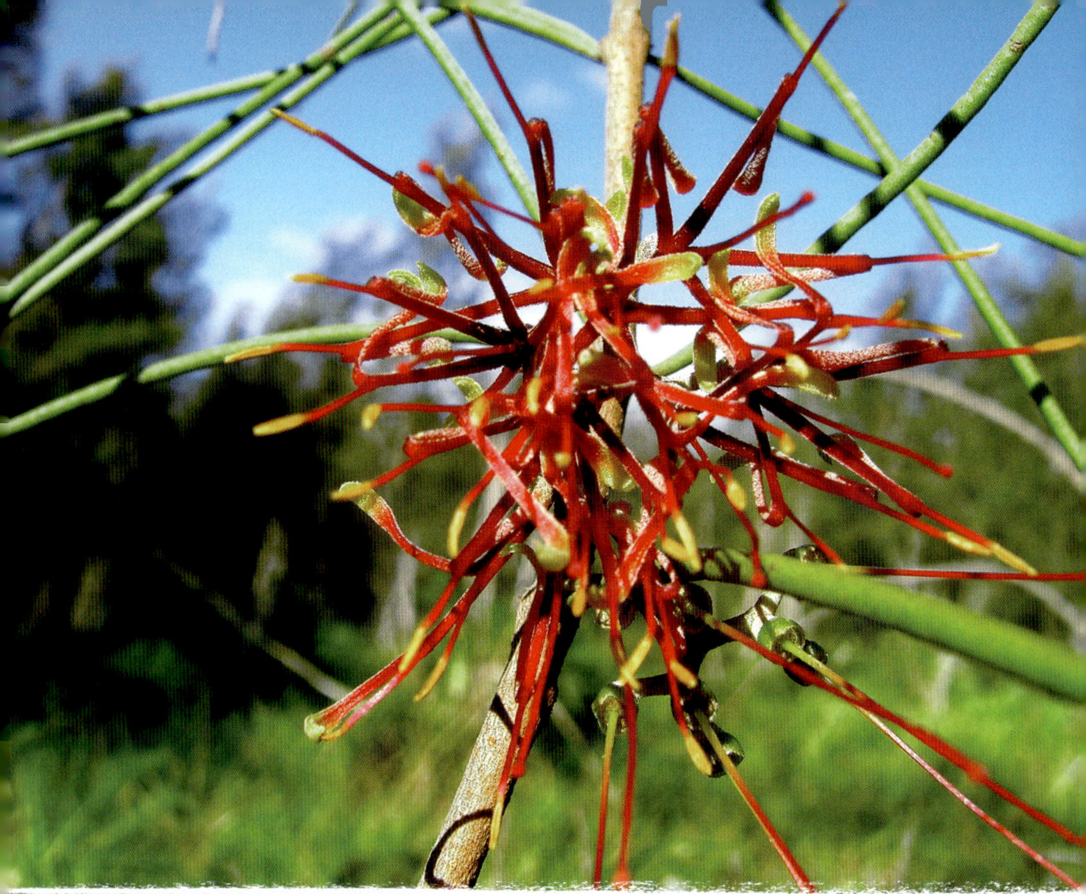

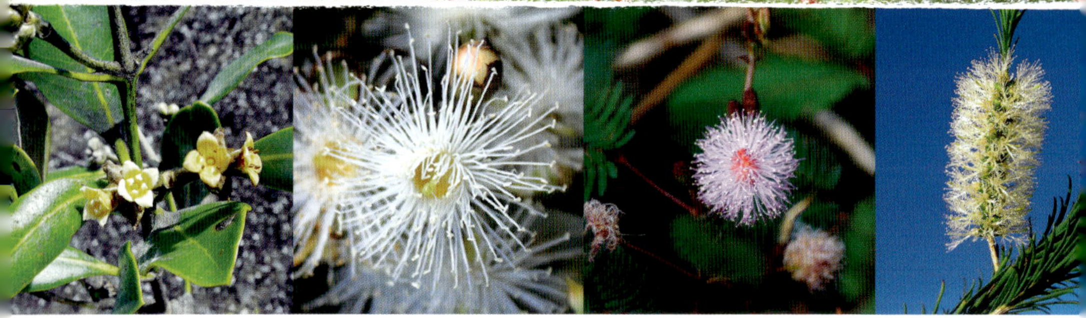

Mistletoe, Grey Mangrove, Manna Gum, Sensitive Plant, Tea Tree

Erschütterung (»Rescue Aid«)

Positive Qualitäten: Vertrauen – Standfestigkeit – Erdung
Hindernisse: Herausforderung – Schock – Unglück

»Gib nicht auf. Ein Wunder ist auf deinem Weg.«
Afrikanisches Sprichwort

FRAGEN ZU ERSCHÜTTERUNG:

- Alles, was mir unerwartet zufällt, trägt eine Botschaft in sich. Je mehr sie den Rahmen des Gewöhnlichen überschreitet (z. B. Unfall), desto deutlicher ist die Aufforderung, stehenzubleiben, hinzuschauen, zu verstehen und die eingeschlagene Richtung zu verändern.
- Wo stehe ich gerade?
- Wie fühle ich mich hier an diesem Platz?
- Passt dieser Ort zu mir?
- Ist er geeignet, mich zu fördern und zu fordern?
- Sagt meine Seele »Ja« zu dem Weg, den ich gehe?
- Wo würde ich gerne stehen ?

Erste-Hilfe-Mittel

Wenn eine Hiobsbotschaft unser System erschüttert, fährt uns der Schreck in die Glieder und wir sind für Augenblicke wie gelähmt. Alles stürzt über uns zusammen und es zieht uns den Boden unter den Füßen weg. Ein Unfall, ein Schockerlebnis, eine unerwartete Situation reißt uns mit aller Heftigkeit aus unserer Mitte. Nichts ist plötzlich mehr so, wie es war. Der Körper spult dann oft ein uraltes Überlebensprogramm ab und schüttet Adrenalin aus. Unser Blutdruck steigt, wir bekommen Herzklopfen, Schwindel, Luftnot und reagieren mit Unruhe. Manchmal ist das Leid auch so groß, dass es uns komplett überfordert: Wir fallen in Ohnmacht, erleiden einen Nervenzusammenbruch oder gehen wegen eines Kreislaufkollaps zu Boden.
Ein gutes Mittel, um die Erschütterung unseres gesamten energetischen Systems zu mildern, ist die Wildblüten-Mischung »Rescue Aid«. Brechen wir vollends zusammen, ist es später schwierig, in den Heilungsprozess zu gelangen. »Rescue

Aid« hilft uns, uns seelisch sehr schnell zu stabilisieren und kann uns auch schneller aus der Bewusstlosigkeit herausführen. Sie ist tatsächlich für den Notfall gedacht, nicht, um ein Leben im Dauerstress zu harmonisieren.

Das Feld des Vertrauens kann durch weitere Maßnahmen verstärkt werden, direkte Ansprache des Verletzten oder Traumatisierten, ihm helfen, in seine Füße zu kommen, um sich zu erden, oder auch die nebenstehende Klopfübung.

DIE WILDBLÜTEN-MISCHUNG »RESCUE AID« SETZT SICH ZUSAMMEN AUS DEN BLÜTENESSENZEN:

Grey Mangrove, Manna Gum, Mistletoe, Sensitive Plant, Tea Tree

Hindernis: Emotionen, die das System überfluten, ausgelöst durch z.B. Schock, Unfall, Tod, Panik, Angst, Ohnmacht, Überforderung, Trauer, Angst, Verzweiflung, Herzleid, Trennung | Krisensituationen, in denen man seinen Emotionen hilflos ausgeliefert ist – oft reagiert der Körper heftig und direkt (Ohnmacht, Nervenzusammenbruch, Herzrasen, Infarkt, Bluthochdruck-Krise, epileptischer Anfall, Luftnot u.a.)

Fördert: Trost und Erleichterung in Stress- und Krisensituationen | Standfestigkeit, Halt und Sicherheit | Vertrauen | Zuversicht | Annehmen | Akzeptieren | sich zu erden | die Mitte wiederzufinden | Ankommen | innere Stabilität und Festigkeit | mit beiden Füßen auf dem Boden zu stehen | Fels in der Brandung zu sein | Vertrauen in den Fluss des Lebens | Emotionen und schwierige Gefühle zu meistern | sich auf Unerwartetes einzustellen | Verantwortung zu übernehmen | sich zu verwurzeln

Klopftherapie in der Krise

Diese Übung ist ganz praktisch und handfest, sie kann in einer akuten Krisensituation, aber auch noch Jahre nach einem erschütternden Ereignis durchgeführt werden und hat erstaunliche Wirkung. Sie können die Übung allein durchführen, noch besser wäre es, wenn ein erfahrener Therapeuten Sie durch die einzelnen Schritte begleitet.

Sie lassen sich mit hin und her wandernden Augenbewegungen in eine REM-Entspannung führen. Dazu beschreiben Sie ca. 30 cm vor Ihren Augen mit dem linken Zeigefinger ein großes Rechteck in der Form, dass Sie mit den Augen mitgehen müssen und dabei maximal in die vier vorgezeigten Ecken schauen. Nach einer gewissen Zeit schließen sie die Augen.
Hinter den geschlossenen Augenlidern bewegen Sie Ihre Augäpfel von rechts nach links, während Sie tief ein- und ausatmen. Nun stellen Sie sich das traumatische Ereignis noch einmal Gedanke für Gedanke, Bild für Bild unter dem Schutz Ihrer wandernden Augenbewegungen vor. Sie spüren, wie die sanften Augenbewegungen das Schreckliche an der Erfahrung wegnehmen, ohne es wegzudrängen. Mit den sanften Augenbewegungen hilft der Körper der Seele, mit den tiefsten seelischen Wunden fertig zu werden. Der Schmerz wird leichter, das System beruhigt sich.
Nun eröffnen Sie mit Ihren Gedanken ein neues Feld:
»Ich bin, wie ich bin, und ich darf jetzt so sein. So wie ich mich fühle, bin ich in Ordnung. Ich liebe mich, wie ich bin. Ich bin die Liebe, das Licht, die Wärme und der Frieden.«
Nun klopfen Sie leicht mit Ihrem Ring-, Mittel- und Zeigefinger der rechten Hand auf die Mitte Ihres Brustbeins, während Sie immer wieder wiederholen: »Ich liebe mich so, wie ich bin (so traurig, enttäuscht oder wütend ich auch sein mag ...).«
Durch das Klopfen verstärken Sie das Feld, das Sie mehr und mehr Ihre Kraft und Standfestigkeit erinnern lässt.
Sie können das Klopfen als Trauerarbeit auch am Gesicht durchführen, mit dem gleichen oben genannten Satz. Dabei klopfen Sie mit dem Mittelfinger der rechten Hand auf beiden Gesichtshälften den inneren Rand der Augenbrauen, wobei Ihr Finger während des Klopfens von der rechten zur linken Augenbraue hin und her wandert. Dann beklopfen Sie die äußeren Augenwinkel und anschließend das Jochbein im mittleren Bereich unter den Augen. Dann beklopfen Sie die Mitte Ihrer Schädeldecke etwa vor der Stelle, wo früher die Fontanelle war.

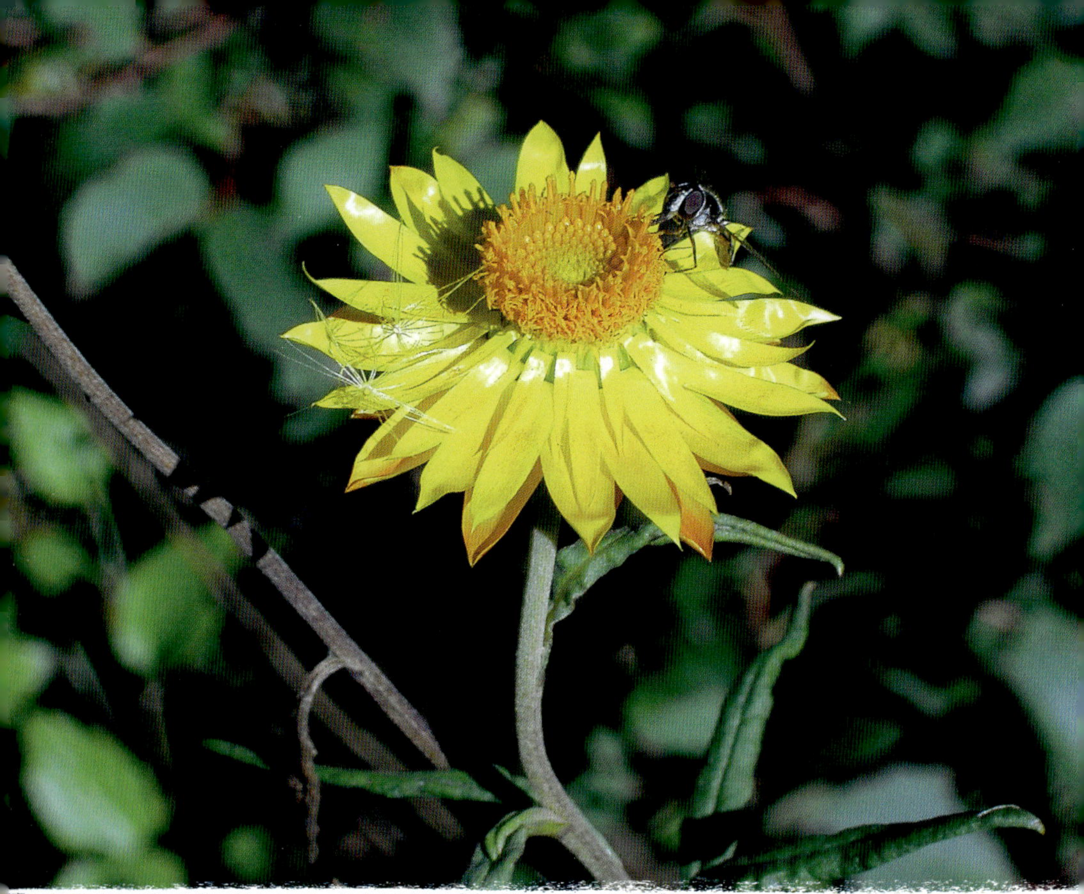
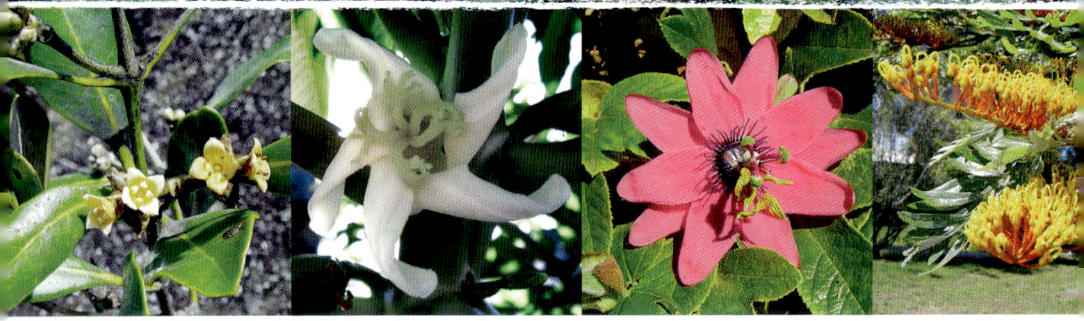

Everlasting, Grey Mangrove, Papaya, Passion Flower, Silky Oak

Selbstliebe (»Selflove«)

Positive Qualitäten: Liebe – Herzenswärme – Hingabe – Wertschätzung – Annehmen – Dankbarkeit – Wohlwollen
Hindernisse: Schuldgefühl – Selbstzweifel – Mangel an Selbstbewusstsein

»Es gibt nur einen Fortschritt, nämlich den in der Liebe.«
Christian Morgenstern

Die größte Macht im Universum

Liebe, bedingungsloses Annehmen dessen, was ist, ist in gewisser Weise ein künstlerischer Akt. Wer Energie in dieses Feld lenkt, wird das Leben in ganz neuen Facetten erfahren. Farbenpracht und Fülle werden den Tag mehr und mehr durchdringen.

Liebevolles Verhalten ist seit allen Zeiten in allen Kulturen und auch bei fast allen Tierarten zu beobachten. Jeder Mensch ist von der ersten Minute seines Lebens an auf Liebe und Fürsorge angewiesen. Kein Säugling kann ohne physische und emotionale Zuwendung überleben oder sich annähernd normal entwickeln. Ohne beständige liebevolle Unterstützung kann kein Kind sprechen, denken oder den Umgang mit anderen erlernen. Liebe vermehrt sich, wie alle Eigenschaften des Menschen, indem sie gelebt wird. Liebe ist die größte Macht im Universum und anscheinend sogar der Grund aller Schöpfung. Wir sind hier auf diesem Planeten, um die Liebe kennenzulernen, um Wissende der Liebe zu werden, so lehren es uns die großen Religionen. Dabei ist Liebe kein festgeschriebener Zustand, sondern ein Prozess, der ständigem Wandel unterliegt und höchster Achtsamkeit bedarf.

Liebe ist gesund

Tatsächlich kann jeder beobachten, dass die Liebe tatsächlich in jedem Moment der Schlüssel zum wahren Leben ist und die Kraft, die es trägt. Ein Feld der Liebe schafft Glück, Erfüllung und Gesundheit. Liebe und alle ihr verwandten Gefühle sind ein naturgegebener Lebensprozess und stehen mit den Gesetzen und der Ordnung des Kosmos in Einklang.

Liebe hat einen lebensspendenden und gesundheitsfördernden Einfluss auf Körper und Seele. Wohlwollen, Güte, Zuneigung, Großmut, Verständnis, Froh-

sinn – all dies geht von einem Geist der Liebe aus und wird von uns Menschen als attraktive wärmende und belebende Schwingungen wahrgenommen. Liebe bedeutet uneingeschränktes Annehmen dessen, was ist, gepaart mit einer Prise dankbaren Lächelns. Dies dient dem Leben, fördert es und macht das Leben leichter.
Gleichzeitig merken wir, dass wir in dem Maße, in dem wir lieben, auch geliebt werden. Was wir anderen an Liebe und Hilfsbereitschaft schenken, kommt zu uns zurück. Ein Leben, in dem liebevolle Gefühle und Gedanken immer wieder zugelassen werden, ist voll und reich und wächst ständig an Schönheit und Stärke. Ist es nicht so, dass wir uns hingezogen und berührt fühlen von den Menschen, die diese Liebe ausstrahlen, und wir diejenigen meiden, von denen das Gegenteil ausgeht?

DIE WILDBLÜTEN-MISCHUNG »SELFLOVE« SETZT SICH ZUSAMMEN AUS DEN BLÜTENESSENZEN:

Everlasting, Grey Mangrove, Papaya, Passion Flowe, Silky Oak

Hindernis: Falsches Selbstbild | Mangel an Selbstliebe und Selbstwertgefühl | keine Selbstachtung | Gefühl, es nicht verdient zu haben | Schuldgefühle

Fördert: sich für mehr Selbstbewusstsein und Selbstliebe zu öffnen | die innere Schönheit wieder zu entdecken | Authentizität | Integrität | Ja zu sagen zu sich | Schicksal und Leben annehmen | lieben und geliebt werden | Pepp | Esprit | Lebenslust und sexuelle Ausstrahlung

Der Anfang der Liebe bist du selbst

Alles beginnt damit, sich selbst als ein wunderbares und einzigartiges Wesen zu begreifen und wertzuschätzen.
Radikale Selbstannahme ist der wichtigste Schritt zu einem erfüllten Leben. Ich bin voller Dankbarkeit, Hochachtung und Respekt für das, was ich haben und sein darf. Ich bin so, wie ich bin, und ich darf so sein. Weil Gott mich so haben wollte, hat er mich so gemacht.
Das Größte, wonach jeder Mensch sich sehnt, ist, geliebt zu werden. Und deshalb dient auch das meiste von dem, was ein Mensch tut, letztlich dem Zweck, innerhalb der sozialen Kontakte mehr Lie-

be, Respekt und Achtung zu bekommen. Aber wer sich selbst nicht achten und lieben kann, wird diese für den Menschen so lebenswichtige Zuwendung auch von seiner Umwelt nicht bekommen.
Ein weiser Zen-Meister hat es einmal so formuliert: »Wenn du Liebe haben möchtest, dann sei ganz einfach die Liebe, denn im Augenblick des Liebens hast du sie.«

FRAGEN ZU SELBSTLIEBE:

- Kann ich mich selbst so annehmen, wie ich im Augenblick bin?
- Was hält mich davon ab, mich selbst zu lieben?
- Liebe ich mich selbst so, wie ich von anderen geliebt werden will?

Eine andere Sicht der Liebe

Können Sie sich für einen Moment vorstellen, dass es für Sie besser ist zu lieben, als geliebt zu werden? Indem Sie lieben, machen Sie ja bereits die direkte Erfahrung der Liebe. Wenn Sie sich selbst lieben, profitieren Sie in einer Partnerschaft also sogar doppelt.

Wenden Sie sich mit Liebe sich selbst zu: Welches Bild haben Sie von sich selbst? Mögen Sie sich so, wie Sie sind, oder sind Sie mit sich unzufrieden? Was hält Sie davon ab, sich selbst zu lieben? Vielleicht schreiben Sie die Gründe dafür auf und gehen sie einzeln durch. Überlegen Sie bei jedem Punkt, was Sie selbst tun können, um nicht länger mit sich selbst auf Kriegsfuß zu stehen. Wie können Sie eine friedvolle Beziehung zu sich selbst aufbauen? Was kann Ihnen helfen, sich selbst als liebenswert zu begreifen? Wie steht es mit Ihrer Selbstliebe in Bezug auf Ihren Körper? Sind Sie bereit, auch ihn so anzunehmen, wie er ist? Wenden Sie sich ihm jetzt in Liebe zu und machen Sie sich dabei bewusst, dass er nur durch Ihre Liebe und Akzeptanz seine ganze ihm innewohnende Schönheit entwickeln kann. Er ist wie dein Kind und wird besonders gut gedeihen in einer Atmosphäre des Wohlwollens und der liebevollen Zuwendung. Schenken Sie besonders den Körperregionen Ihre Aufmerksamkeit, die Sie bislang nicht so gerne mochten. Füllen Sie diese Bereiche mit Wärme und lassen Sie ein Lächeln der Weisheit und des Verstehens durch Ihren ganzen Körper fließen.

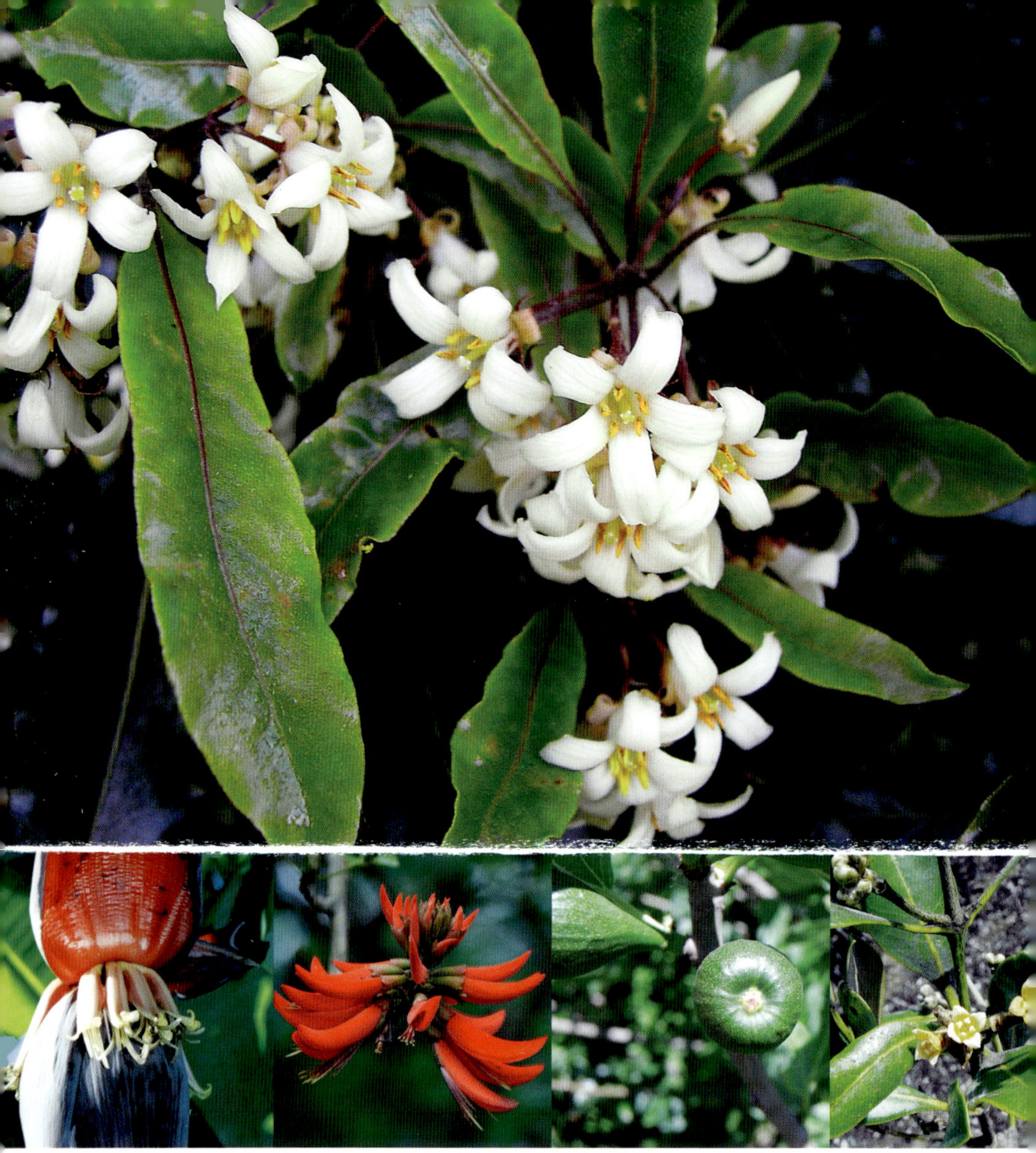

Pittosporum, Banana, Coral Tree, Fig, Grey Mangrove

Sexuelle Kraft (»Sexuality«)

Positive Qualitäten: Sinnlichkeit – Einlassen – Lust – Genuss
Hindernisse: Gefühlskälte – Verschlossenheit – Angst vor Kontrollverlust

»Die Sinne sind uns Brücke vom Unfassbaren zum Fassbaren.«
August Macke

Geballte Urkraft

In manchen Kulturen wird die sexuelle Kraft gleichgesetzt mit der unendlichen Urkraft der Natur. Durch die Vereinigung von Mann und Frau wird sie frei, was ungeheure Lust und Glückseligkeit erzeugen und zur Entstehung neuen Lebens führen kann. Sexuelle Kraft ist also eine kreative, schöpferische und sogar transzendierende Kraft. Erst die Erfahrung des Orgasmus, durch den alle Sinnestätigkeit eingestellt wird, soll zur Entwicklung der Meditation geführt haben, in der dieselbe Erfahrung ohne Sex möglich ist.
In manchen Kulturen ist die körperliche Liebe zur Kunst und spirituellen Disziplin erhoben, verfeinert und gelehrt worden, worüber das indische Kamasutra Auskunft gibt und auch die Tantra-Lehre. Die Taoisten sahen in der sexuellen Kraft nicht nur die Urkraft der Natur, sondern glaubten auch, dass durch sie die Kraft der Ahnen reaktiviert wird. Im Spiel zwischen Himmel und Erde spielten die Frauen eine wichtige Rolle. Im Tao der Liebe waren sie berühmt als Meisterinnen, die den Kaisern in sexuellen Dingen beratend zur Seite standen. Ein Taoist beschrieb lustvolles Lieben als »die Freude, die man empfindet, wenn man unter der Blütenfülle des Frühlings in einem Gebirgstal sitzt«. Es ging den Lehrerinnen in Liebesdingen darum, in jungen Liebhabern die Fähigkeit zu entwickeln, auf poetische und ekstatische Weise zu lieben.

Treffpunkt Sinnlichkeit

Die sexuelle Kraft kann auf unterschiedliche Weise geweckt werden: Entweder durch gezielte Stimulierung oder durch tiefes Entspannen in das natürliche energetische Strömen. Lust über Entspannung entsteht der tantrischen Lehre nach dadurch, dass Mann und Frau unterschiedlich gepolt sind: beim Mann ist es mehr Yang-Energie, bei der Frau mehr Yin. Durch völlige Entspannung, Hinfühlen und wahres Genießen bei der Vereinigung würden diese Energien einfach zu fließen beginnen und sich nach und nach zur intensiven Lust aufbauen, und zwar im gesamten Körper.

Ein guter Weg, um sexuell spür- und empfindsamer zu werden, ist für Mann und Frau gleichermaßen die Sinnlichkeit. Indem wir offener werden für einfachste sinnliche Freuden, durch Tasten, Riechen, Schmecken, Hören und Sehen steigern wir auch den Genuss mit dem Partner.

Eine ausgeglichenen und lebendige Sexualität ist eine der tragenden Energiequellen, die ein erfülltes Leben möglich machen.

DIE WILDBLÜTEN-MISCHUNG »SEXUALITY« SETZT SICH ZUSAMMEN AUS DEN BLÜTENESSENZEN:

Banana, Coral Tree, Fig, Pittosporum, Grey Mangrove

Hindernis: blockierter Selbstausdruck | blockierte Sexualität | Selbstzweifel | Verschlossenheit | Angst, sich einzulassen und hinzugeben | Angst vor Kontrollverlust

Fördert: Lust, Sinnlichkeit und sexuelle Kraft | Wahrnehmung und Ausdruck von Gefühlen und Bedürfnissen | Ichstärke und Selbstvertrauen | Vertrauen und Nähe zum Partner | Öffnung und Genießen lernen | Ekstase | Einheitsgefühle

Sinnliche Entdeckungsreise

Die sexuelle Kraft ist eine sehr vitale, fast animalische Kraft. Sind wir von ihr abgeschnitten, fehlt uns ein Stück Lebendigkeit. Sie zu leben, bedeutet nicht, hemmungslos seinen Trieben zu folgen, aber auch nicht, seine Triebe vollkommen zu beschneiden. Wenn wir Sex als eine Erweiterung unseres sinnlichen Vermögens sehen, wird die Steigerung unserer Sinnlichkeit uns einen neuen Zugang zur körperlichen Liebe eröffnen. Dabei kann uns nicht nur die Wildblüten-Mischung »Sexuality«, sondern auch die Natur auf die Sprünge helfen.

Verabreden Sie mit Ihrem Partner eine Spanne der Enthaltsamkeit. In dieser Zeit gehen Sie so oft wie möglich in die freie Natur – das muss nicht zusammen sein – und kommen auf sinnliche Weise mit ihr in Kontakt. Berühren Sie die Rinde eines Baums, lassen Sie Ihre Hände weiches Moos fühlen, ertasten Sie mit Ihren Fingern die Unebenheiten eines Felsens, graben Sie Ihre Hände in den warmen Sand. Schnuppern Sie in einem nächsten Schritt an Blumen, Kräutern (die Sie auch kosten dürfen), nehmen Sie den Duft des Waldes in sich auf, spüren Sie die Wärme der Sonne auf Ihrer Haut oder das sanfte Prasseln von Regentropfen. Lauschen Sie dem Ächzen der Bäume im Wind, dem Ruf eines Vogels, dem Plätschern eines Bachs. Genießen Sie die Buntheit einer Wildblumenwiese, das Blau des Himmels und den durchscheinenden Farbgruß eines Regenbogens. Baden Sie in all diesen Wahrnehmungen, tanken Sie sich damit auf. Spüren Sie, wie diese sinnlichen Vergnügen Ihre Lebenslust wecken und steigern?
Entdecken Sie auf diese sinnliche Weise Ihren Partner, nehmen Sie wahr, wie die gewachsene Sinnlichkeit Ihr Begehren neu geformt, verfeinert hat und Sie jetzt auf neue Weise Ihre sexuelle Kraft gemeinsam genießen können.

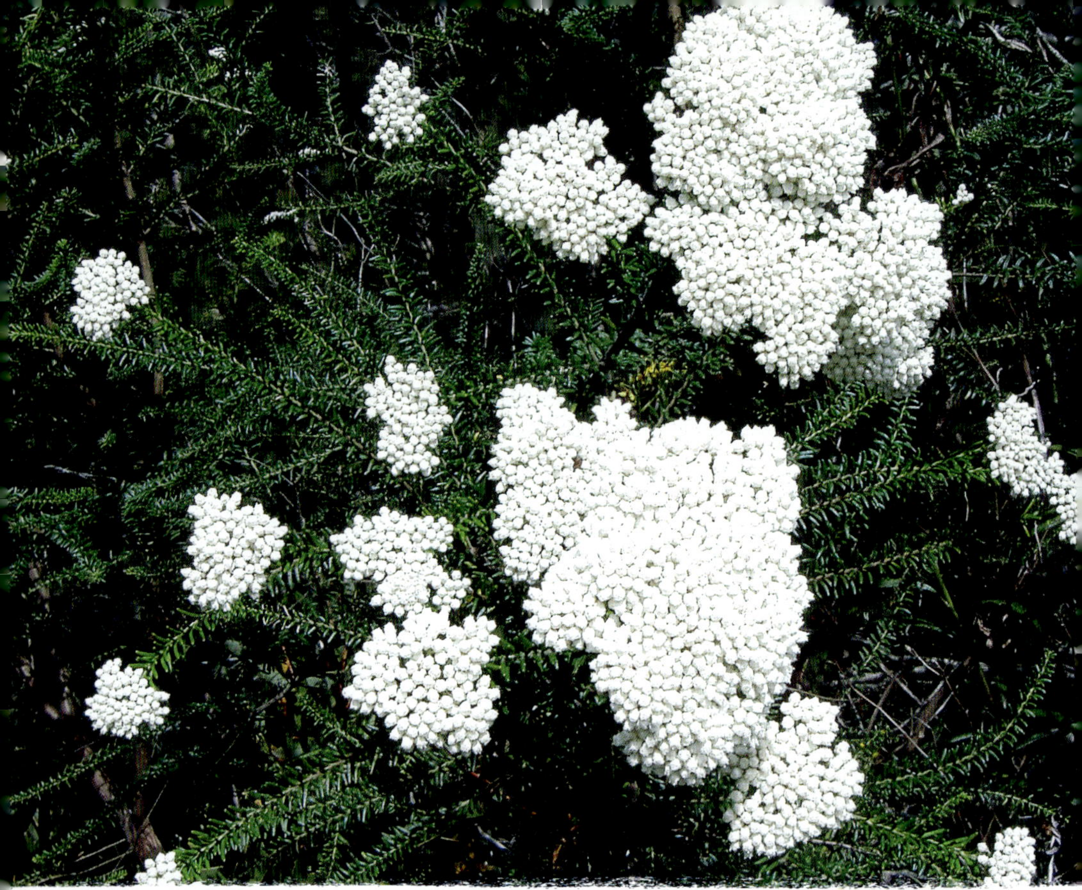

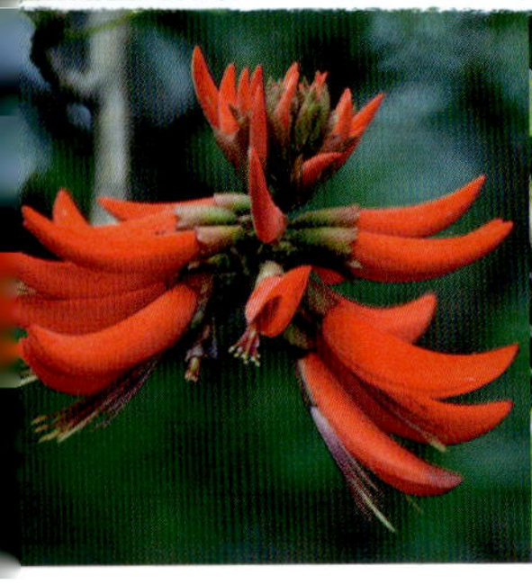

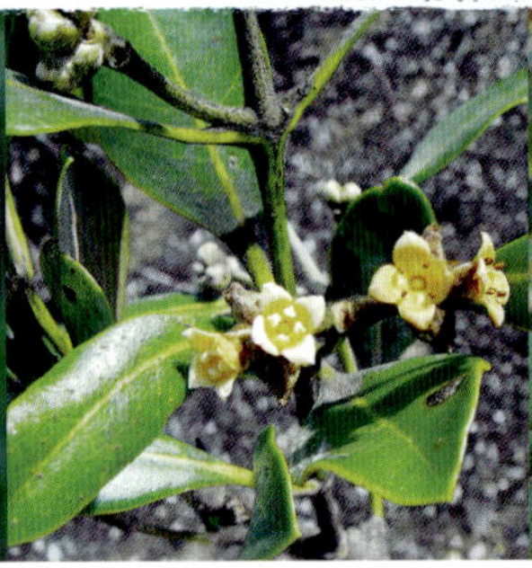

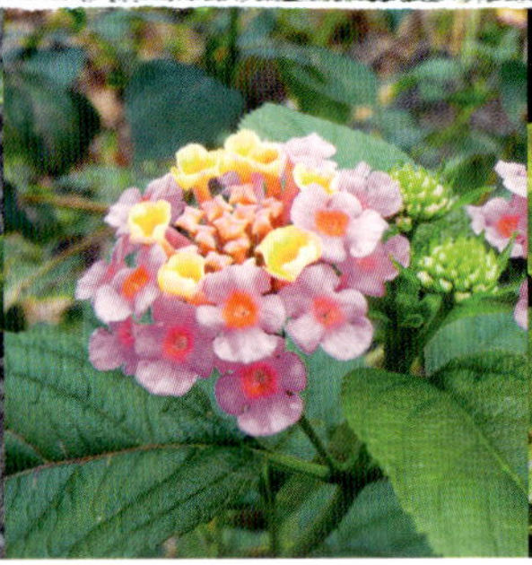

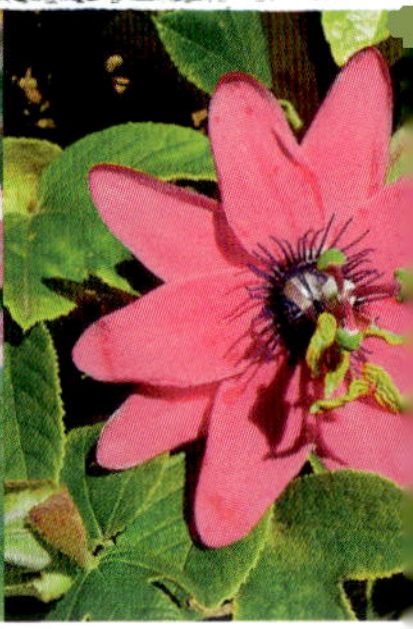

Worrai, Coral Tree, Grey Mangrove, Lantana, Passion Flower,

Erfolg (»Success«)

Positive Qualitäten: Visionäre Kraft – Begeisterung – Leidenschaft – Enthusiasmus
Hindernisse: Lethargie – Gleichgültigkeit – Desinteresse

**»Wage deinen Kopf
an den Gedanken,
den noch niemand dachte,
wage deinen Schritt auf den Weg,
den noch niemand ging,
auf dass der Mensch
sich selbst schaffe und
nicht gemacht werde von
irgendwem oder irgendetwas.«**
Friedrich von Schiller

Faszination Leben

Für fast alle Menschen beginnt das Leben mit Enthusiasmus. Jeder Schritt, den wir in die neue Welt gehen, konfrontiert uns mit unbekannten Dingen. Diese lösen zunächst Staunen aus. Es fasziniert uns, was wir entdecken und wie die Welt sich jeden Tag verändert. Neue gewaltige Gefühle überkommen uns spätestens dann, wenn wir das erste Mal verliebt sind. Sie inspirieren uns dazu, neue Handlungsweisen auszuprobieren und weitere Herausforderungen zu suchen.

Doch irgendwann kommen die ersten Enttäuschungen, wir werden von Schmerzen niedergerissen und vorsichtiger. Statt weiter nach der ursprünglichen Begeisterung zu suchen, die uns so spielerisch und auf lebendige Weise durch die ersten Jahre führte, bleiben wir fortan in Deckung.

Wir gewöhnen uns an die Einflüsterungen unserer Umwelt vom »Ernst des Lebens« und lernen, unseren Enthusiasmus geringer zu bewerten als materielle und emotionale Sicherheit. Wir geraten in Gefahr, uns in einem gewöhnlichen Leben einzurichten, uns mit ihm zu begnügen. So beruhigend die vermeintliche Stabilität auch erscheint, es bleibt eine Ahnung davon, dass Leben mehr sein muss, als in engen Grenzen durchzuhalten.

Eine fast irrationale Sehnsucht nach Intensität, Unbeschwertheit und Abenteuer bricht sich dann Bahn.

Akuter Visionsverlust

Faszination, Begeisterung und vor allem Leidenschaft waren zu allen Zeiten und an allen Orten die Quelle der Lebenskraft. Hier offenbart sich Leben in seiner einzigartigen Fülle. Alles, was wir mit Liebe, Freude und Einsatz tun, dient dem Sein und fördert es. Wer kennt das nicht: Wenn uns etwas wirklich fesselt, können wir 14 Stunden arbeiten, ohne dass sich unsere Batterien erschöpfen. Im Gegenteil, sie füllen sich sogar auf. Umgekehrt hat jeder von uns auch schon erlebt, wie ermüdend und auslaugend bereits wenige Stunden dauernde Tätigkeiten sind, die wir ungern und widerwillig machen. Lethargie, Gleichgültigkeit, Desinteresse bestätigen uns eigentlich, dass wir etwas tun, was unserem Leben keinen Dienst erweist, und dass der Preis, den wir zahlen, zu hoch ist. Viele Krankheiten entstehen heute entweder durch Monotonie, Langeweile und fehlende Bestätigung (Boreout). Aber auch permanente Überforderung kann uns schachmatt setzen (Burnout), weil uns falsche, unreflektierte Lebenskonzepte durch den Tag peitschen. Beiden ist gemeinsam, dass die uns inspirierende Vision abhanden gekommen ist.

FRAGEN ZU ERFOLG:

- Habe ich als Kind oder Jugendlicher einen Traum gehabt, den ich bisher nicht verwirklichen konnte?
- Wie sah er aus?
- Was hat mich an ihm so fasziniert?
- Würde er mein jetziges Leben und das von anderen Menschen bereichern?
- Was kann ich tun, um ihn Wirklichkeit werden zu lassen?
- Kann ich persönliche Erfüllung auch als Erfolg ansehen?

Seinen Traum wiederfinden

Um das Leben freudiger zu gestalten, sollten wir Raum schaffen, um lebensfördernde Projekte aus der Kraft der Vision zu erträumen. Erfolg heißt in diesem Sinne, seiner inneren Berufung folgen. Das unterscheidet sich gewaltig von dem, was landläufig unter Erfolg verstanden wird und sich oft im Ringen und Kämpfen um erste Plätze erschöpft.
Man spricht von Geburtsvision, wenn es gelingt, den eigentlichen Traum wieder zu erinnern. Er wird aus der Tiefe unseres

Seins geboren. Unsere Charaktereigenschaften und Talente sind dabei die Werkzeuge, die uns helfen, das zur Entfaltung zu bringen, was an Möglichkeiten in uns bereits angelegt ist. Sie sind Geschenke, die wir mitbekommen haben und die nur darauf warten, ausgepackt und gelebt zu werden.

Durch Rückzug, Meditation und Visionssuche können wir uns unserer ursprünglichen Schöpferkräfte und Möglichkeiten wieder bewusst werden. Erst danach wird der Verstand als Organisator hinzugezogen. Er hilft uns, systematisch zu planen, Verbindungen zu Gleichgesinnten und Helfern zu knüpfen. So gewappnet, gelingt es uns, unser Vorhaben so durchzuführen, dass sich alle Beteiligten zu 100 Prozent damit identifizieren. Neben dem Erfolg des Projekts können dann alle auch noch ihr persönliches Wachstum feiern.

Einsamkeit, Askese, Stille, Meditation und außergewöhnliche Ereignisse, die den Rahmen des Gewohnten sprengen, sind fast immer Türöffner zu neuen Möglichkeitsräumen.

Es kommt zu einer Erweiterung unserer Wahrnehmung für bislang unerkannte Chancen. In solchen Momenten entstehen frische Inspirationen, die das Leben nachhaltig verändern können.

Die Visionssuche

In vielen Stammeskulturen, insbesondere bei den Indianern, stellte die Visionssuche ein Übergangsritual dar. Ihm unterzogen sich vor allem Jugendliche auf dem Weg zum Erwachsenenwerden.

Aber auch ältere Menschen, die ihrem Leben eine neue Richtung geben wollten, ihre neue Bestimmung aber noch nicht kannten, begaben sich zur Innenschau allein in die Natur, um dort Antworten zu bekommen. Viele Psychologen bieten heute die Visionssuche auch für zivilisierte Westler an, hier daher nur ein Einblick in den Ablauf eines solchen Rituals.

Zur Vorbereitung auf die Visionssuche dienen Fasten und manchmal auch Schlafentzug. Dann geht es mit genügend Trinkwasser für einen, besser sind drei bis vier Tage, in die Wildnis. Ohne Schutz von Mauern, schweigend und auf sich selbst gestellt, meditiert der Suchende im Freien über das Thema, das er mitgebracht hat, hier ein paar Beispiele:

Ich möchte meinen Platz im Leben finden ...
Ich will mehr Klarheit und Harmonie in mein Leben bringen ...
Ich will mich einer Herausforderung stellen und sie bewältigen ...
Ich will die Welt mit neuen Augen sehen ...
Ich will meinen Beitrag für die Welt erkennen ...
Ich will eine persönliche Krise meistern und beenden ...
Ich möchte mein Wachstum in eine neue Richtung wenden ...
Ich spüre eine Veränderung, weiß aber noch nicht wohin ...
Ich möchte wichtige Entscheidungen fällen und kundtun ...
Ich möchte meinen Ängsten begegnen und sie in Kraft verwandeln ...
Ich möchte mich mit etwas Vergangenem aussöhnen ...
Ich möchte Abhängigkeiten und einschränkende Muster zurücklassen ...
Ich möchte mehr Vertrauen in mich entwickeln und mich wertschätzen ...
Mein Leben fühlt sich zurzeit einfach nur gut an und ich möchte es feiern...

Im Kontakt mit der Natur und abgeschnitten von seiner sonstigen Umgebung, kommt der Visionssucher zu neuen Erkenntnissen, die er aus sich selbst schöpft. Oft tauchen Tiere auf, die eine besondere Bedeutung für ihn haben, oder Pflanzen, Steine, Hölzer, das Wetter oder andere Vorkommnisse übermitteln »ihre Botschaften«, die ihm den neuen Weg weisen.
Bei der Nachbereitung der Visionssuche wird thematisiert, was der »Rückkehrer« aus der Suche für sich gewonnen hat, aber auch, welchen Beitrag zur Gemeinschaft, seiner Familie, Freunde und Mitmenschen er damit leistet.

DIE WILDBLÜTEN-MISCHUNG »SUCCESS« SETZT SICH ZUSAMMEN AUS DEN BLÜTENESSENZEN:

Coral Tree, Grey Mangrove, Lantana, Passion Flower, Worrai

Hindernis: Gefangenheitsgefühl | Unterdrückung | Blockierung | Erfolglosigkeit | Trägheit | Motivationshemmung | Lethargie | Gleichgültigkeit | Desinteresse | Ohnmachtsgefühl | Betäubung

Fördert: Inspiration und Intuition im Entdecken des eigenen maximalen Möglichkeitsraums | Wiedererinnern von Visionen und Träumen | Lebendigkeit und Leidenschaft in der Umsetzung von Plänen | Zuversicht | Zielstrebigkeit | Allianzen zu schaffen und Strategien zu entwickeln | Teamwork und Motivation | die höchste Zukunftsmöglichkeit zu erkennen und zu realisieren

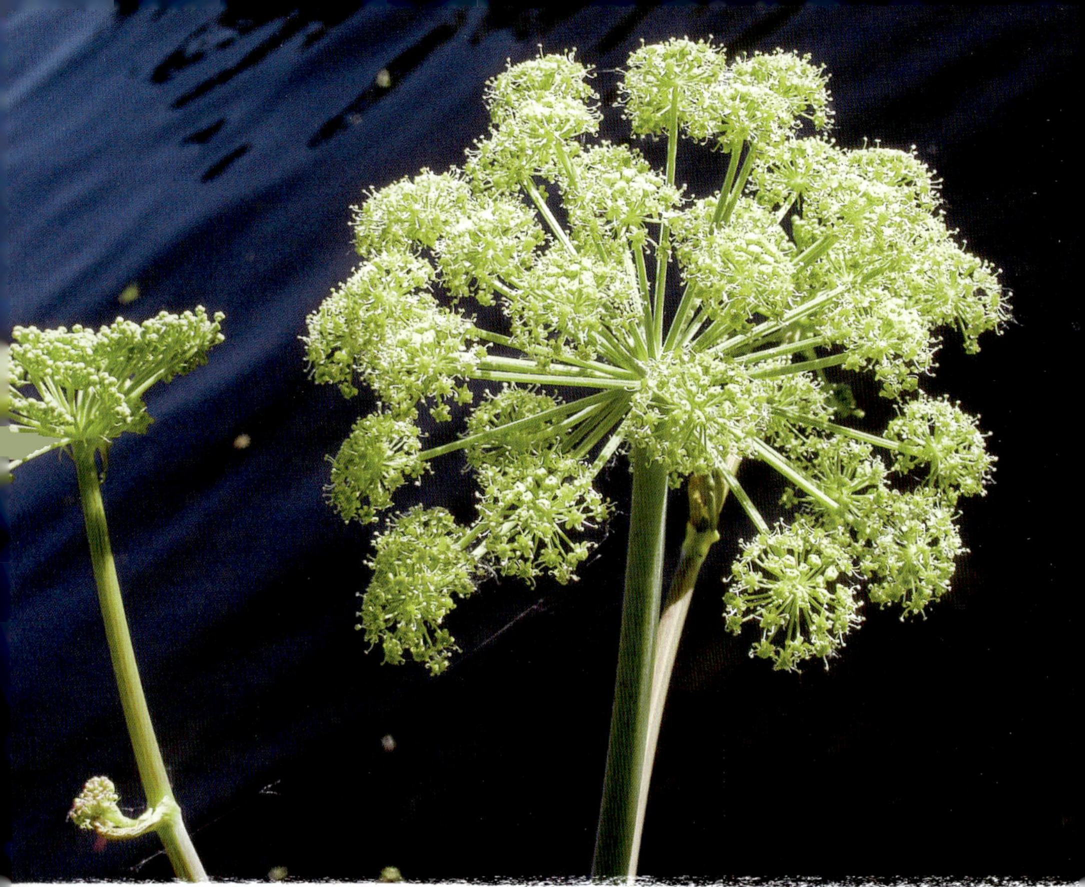

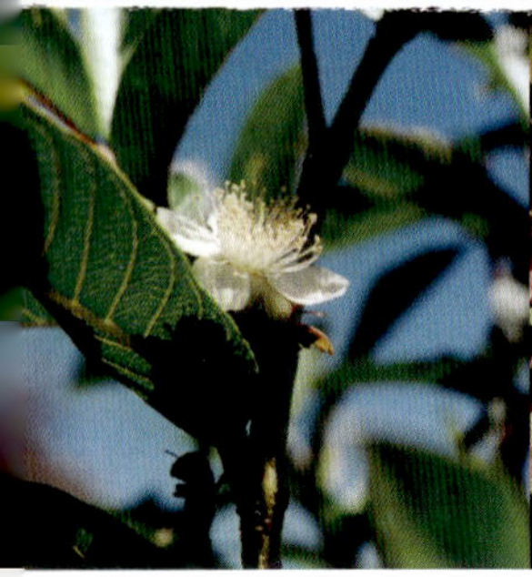

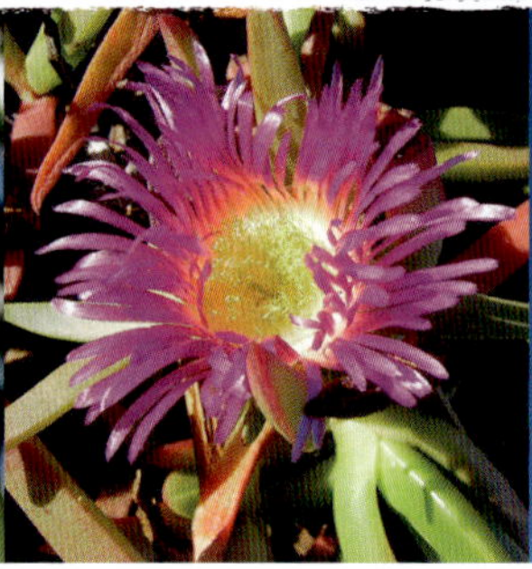

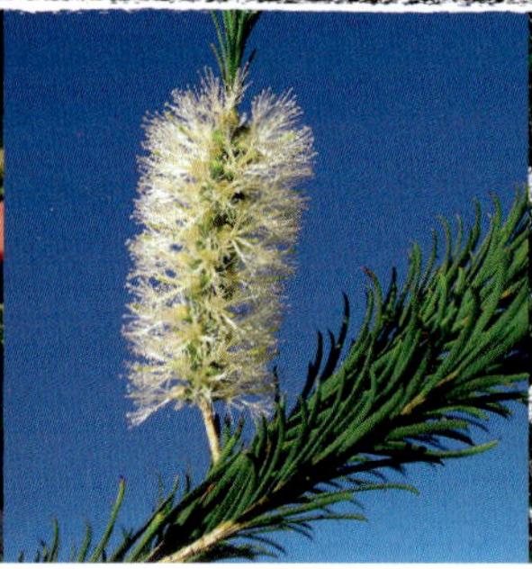

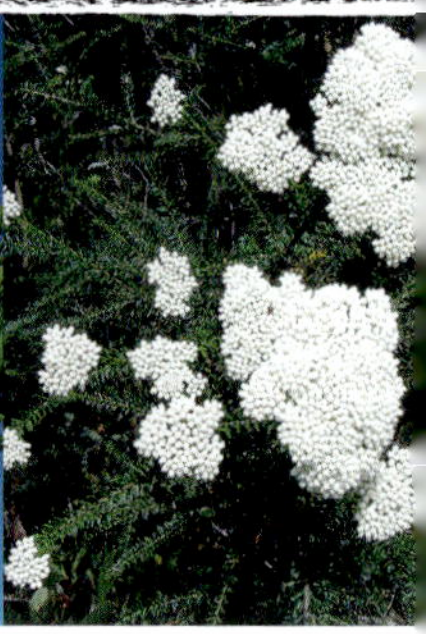

Angelica, Guava, Pigface, Tea Tree, Worrai

Kreativität (»Creativity/Wisdom«)

Positive Qualitäten: Intuition – Weisheit – Erkenntnis – Inspiration
Hindernisse: Blockaden – Gefühl, getrennt zu sein von Intuition und innerer Weisheit – Ablenkung

»Die Position des Künstlers ist bescheiden.
Er ist im Wesentlichen ein Kanal.«
Piet Mondrian

Schöpfungen aus dem »Nichts«

Immer mehr Menschen spüren, dass sich hinter unserem Denken eine weitere impulsgebende Kraft verbirgt. Sie beginnen zu ahnen, dass diese Kraft eine besondere Weisheit in sich trägt, die dem Leben dient und es fördert. Schon Goethe sprach im Faust von den zwei Stimmen in der Brust, die uns in die eine oder andere Richtung tragen können. Auch Einstein erwähnte eine höhere Instanz, die jedem Menschen innewohnt. Er nannte sie »Größe X« oder auch den Boss im Leben eines Menschen. Den Verstand, der wertet, analysiert und zu gerne am Alten und Bewährten festhält, bezeichnete er nur als den »Diener«. Schon damals stellte er voller Besorgnis fest, dass wir eine Gesellschaft geschaffen haben, die den Diener höher bewertet und schätzt als den Boss. Schöpferische Weisheit, die wir auch als Kreativität kennen, liegt eigentlich allem zugrunde, was auf dieser Erde von Menschen geschaffen und entdeckt worden ist. Wer es schafft, die ihm innewohnende Weisheitsinstanz als Impulsgeber wahrzunehmen und sich von ihr führen zu lassen, kann völlig neue Dinge in die Welt bringen. Tatsächlich sind die meisten aller wirklich großen Erfindungen nicht durch rationale Klimmzüge gelungen, sondern es waren blitzhafte Eingebungen. Dem Physiker Isaac

FRAGEN ZU KREATIVITÄT:

- Wann fällt es mir leicht, meiner Intuition zu folgen?
- Lebe ich in meinen unterschiedlichen Lebensbereichen – Familie, Beruf, Freizeit – authentisch das aus, was in mir lebendig ist?
- Wodurch lasse ich mich in meiner Kreativität blockieren? Was inspiriert mich, was befeuert meine Fantasie? Was lässt mein Herz Luftsprünge machen?

Newton und dem Chemiker Friedrich August Kekulé von Stradonitz fielen dadurch umwälzende wissenschaftliche Lösungen in der Entspannung oder im Traum zu. Andere Kreative, wie etwa die Modeschöpfer Karl Lagerfeld, bezeichnen sich als »an allem interessiert«. Sie schnappen hier und dort etwas auf, sind wache und eifrige Sammler. Sie setzen damit Impulse in das kreative Chaos hinein, das noch nicht gestaltet ist, aber sich formen möchte. Aus diesem Urgrund der unendlichen schöpferischen Fülle geht dann ein origineller Einfall hervor. Er wird durch den Künstler in die Welt hineingeboren, der ihn dann »nur noch« festhalten, zeichnen oder aufschreiben muss.

Der Intuition vertrauen lernen

Eine der bekanntesten Autorinnen, die sich mit der Aktivierung von Kreativität auseinandergesetzt hat, ist die Amerikanerin Julia Cameron. Ihr Buch »Der Weg des Künstlers« hat unzählige Menschen auf der Welt inspiriert, ihre Kreativität zu entwickeln. Auf die Frage, wie sie Kreativität lehren könne, hat sie geantwortet, sie lehre sie nicht, sie helfe den Menschen nur dabei, ihre eigene Kreativität zuzulassen. Und tatsächlich gibt es verschiedene Blockaden, die uns daran hindern, der höheren Instanz in uns, unserer Intuition zu folgen. Da ist einmal der innere Schweinehund, der durch gewohnte Muster, Bedenken und Ängste inspirierende Gedanken gleich wieder zunichte macht. Dazu kommt womöglich die Stimme des inneren Angsthasen, der sich sorgt und um unser Überleben fürchtet, wenn wir die gewohnte Sicherheit aufgeben. Das

DIE WILDBLÜTEN-MISCHUNG »WISDOM« SETZT SICH ZUSAMMEN AUS DEN BLÜTENESSENZEN:

Angelica, Guava, Pigface, Tea Tree, Worrai

Hindernis: kein Selbstbewusstsein und Selbstvertrauen | Gefühl, von sich und seinen Möglichkeiten getrennt zu sein | Lustlosigkeit | Fantasiemangel

Fördert: Vertrauen in die eigene Kraft | Mut, der eigenen Intuition zu folgen | Erweckung der Kreativität | Fantasie | Einfallsreichtum | Schöpferkraft | Spielen | Feiern | schöpferische Entfaltung | Sinn | Anbindung an höhere Kraft | innere Wahrnehmung | Sensitivität | Wissen | Erkenntnis | Inspiration.

innere Kind in uns erinnert sich an alte Verletzungen und Kränkungen, die uns immer dann zugefügt wurden, wenn wir ausgetretene Pfade verließen und uns von unserem tieferen Wissen führen ließen – was meist verboten war. Das ewige Opfer in uns gibt resigniert zu bedenken, dass all unsere Versuche ja sowieso fehlschlagen werden und keiner uns und unsere Ideen wertschätzen wird.
Diese Blockaden können jedoch in kleinen Schritten überwunden werden und auch hier kann uns das schon mehrfach angesprochene »gute Gefühl« Unterstützerin sein: Es stellt sich ein, wenn wir unsere leise innere Stimme ernst nehmen und ihr folgen. Fast immer löst sie ein tiefes »Ja« in uns aus. Das gute Gefühl bestätigt uns, das Beste für uns getan zu haben, was in diesem Augenblick möglich war, und dass wir auf dem richtigen Weg sind. Richtig meint in diesem Sinne, dass wir einen Weg beschreiten, der zu uns passt und uns zur Entfaltung unserer Möglichkeiten verhilft. Mit der Zeit fassen wir mehr und mehr Vertrauen zu unserer Intuition, sodass wir den Mut haben, ihr immer öfter zu folgen.

Und ... Action!

Eine wunderbare Methode, um den Verstand zu umgehen, ist das Action Painting. Es entstand, als einige amerikanische Künstler sich mit Malblockaden beschäftigten.

Sie brauchen Dispersionsfarbe in den Farben Blau, Gelb, Rot, Grün und in Schwarz und Weiß sowie einige große Pinsel, mehrere Lagen Zeitungspapier (es kann ruhig bedruckt sein) und einen Malraum. Sie heften das Papier übereinander an eine Wand oder eine große Spanplatte und stellen die Farben in Schalen griff- und mischbereit. Dann beginnen Sie, einfach drauflos zu malen, und zwar mit Ihrer nicht dominanten Hand. Für jedes Bild haben Sie nur 30 Sekunden Zeit, dann entfernen Sie es, legen es ein wenig abseits ab und malen auf dem nächsten Blatt weiter. Erst, wenn Sie alle Blätter bemalt haben, sehen Sie sich Ihre Kreationen an. Was ist entstanden? Sind Sie von Ihren Bildern, Ihrer Farbwahl, Ihrem »Strich« überrascht? Hat Ihnen der Prozess des Gestaltens Freude gemacht? Wenn Sie möchten, können Sie nach Botschaften in den Bildern suchen.

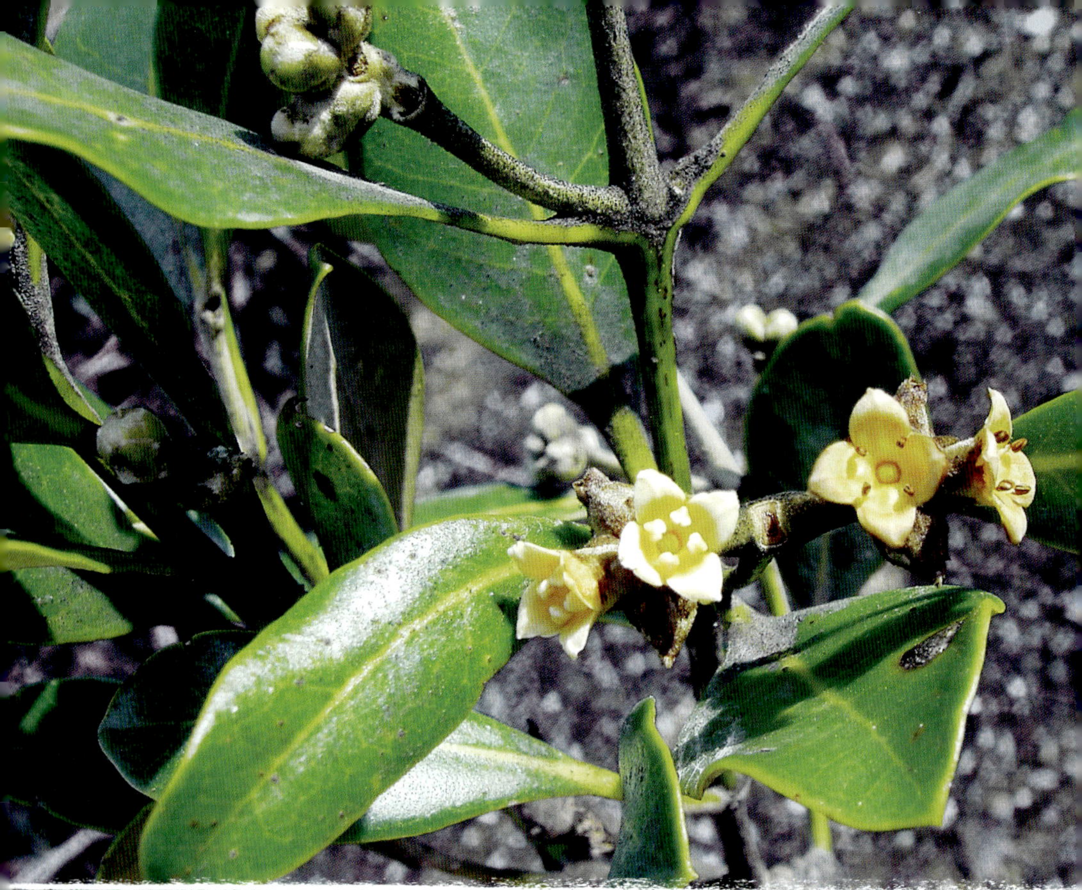

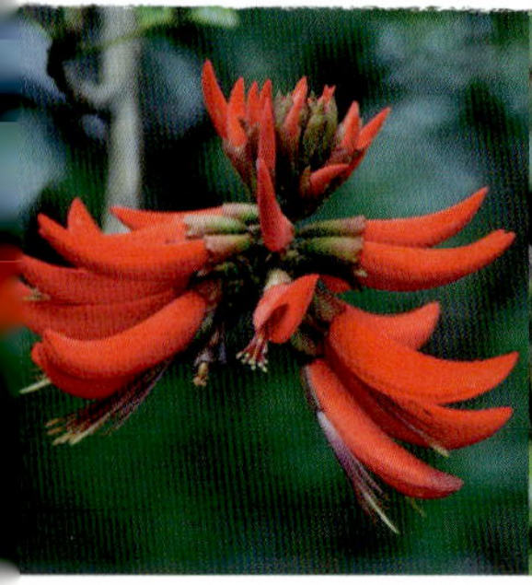

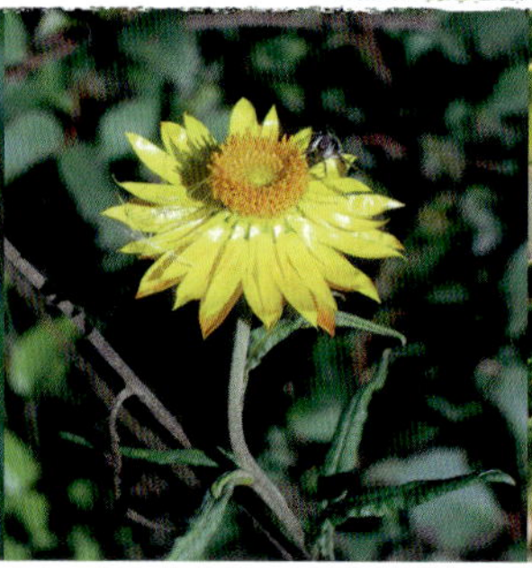

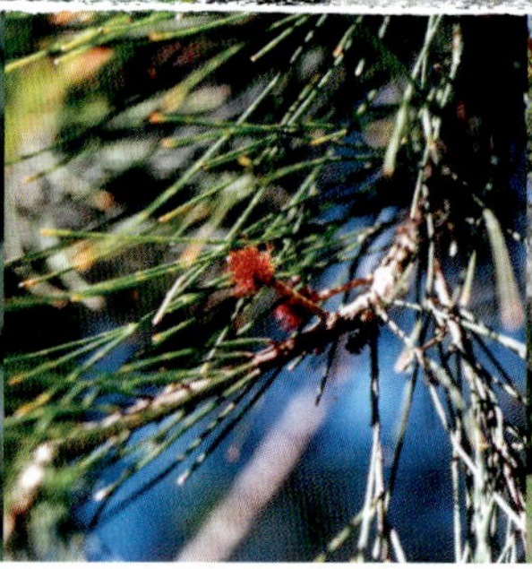

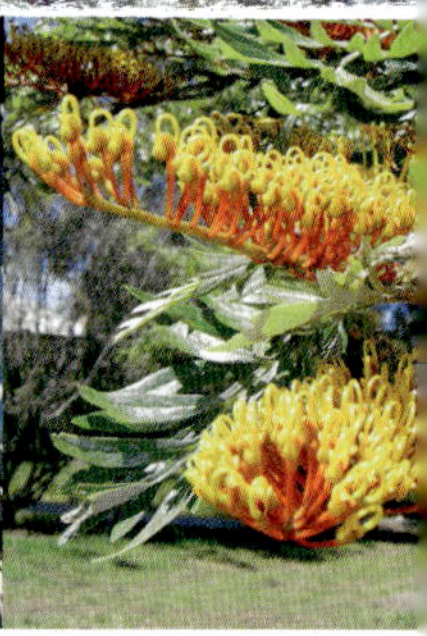

Grey Mangrove, Coral Tree, Everlasting, She Oak Male, Silky Oak

Männliche Kraft (»Yang«)

Positive Qualitäten: Durchsetzungskraft – Mut – Tatendrang
Hindernisse: Kraftlosigkeit – Schwäche – Angst

»Ein kluger Mensch lässt sich von Schwierigkeiten nicht entmutigen; Er verdoppelt seine Energie und seinen Fleiß, setzt seine Bemühungen standhaft fort und kommt schließlich sicher zum Erfolg.«
Philip Chesterfield

Eine Seite der Polarität

Yin und Yang sind zwei Begriffe aus der chinesischen Naturphilosophie, die zwei Urprinzipien beschreiben, die allem Sein innewohnen: Die Yin-Energie wird als »empfangend«, »passiv« und »weiblich« umschrieben, die Yang-Energie als »gebend«, »aktiv« und »männlich«.
Auch in anderen Kulturen sind diese einander entgegengesetzten, sich aber auch bedingenden Kräfte bekannt. Ihr Tanz gegenseitiger Anziehung und Abstoßung setzt alles, was ist, in Gang. Ursprünglich stehen die beiden Prinzipien in einem natürlichen Wechselspiel miteinander: auf Yang folgt immer Yin, auf Yin immer Yang. Ist Yin auf seinem Höhepunkt, beginnt das Yang, hat Yang sich maximal ausgedehnt, entsteht Yin, wie das berühmte Yin-und-Yang-Zeichen veranschaulicht.
Sind die beiden Kräfte nicht in Harmonie, kann eine der Energien einen Überhang bekommen, die andere unterrepräsentiert sein. Bei zu wenig Yang fehlt es uns (sowohl Männern als auch Frauen) an Durchsetzungskraft, Gestaltungswillen,

FRAGEN ZUR MÄNNLICHEN KRAFT:

- Was wollte ich schon immer einmal tun, traute mich bisher aber nicht?
- Wovor habe ich Angst?
- Wäre jetzt nicht der richtige Zeitpunkt, mich dieser Angst zu stellen, sie direkt zu konfrontieren?
- In welchem Bereich weiche ich Herausforderungen aus?
- Wann habe ich die Kraft, »meinen Mann zu stehen«?

Mut, Abgrenzung, Klarheit und Tatendrang. Stattdessen plagen uns Kraftlosigkeit, Substanzlosigkeit, Schwäche und Angst.

Die treibende Kraft

Yang steht für Aktivität, Dynamisches, Bewegtes, Expandierendes, nach oben Gerichtetes. Die Energie ist vergleichbar mit der Kraft, die den Impuls setzt, dass aus einer Blumenzwiebel in der dunklen Erde im Frühjahr ein Trieb erwächst. Diese Stärke ermöglicht es dem jungen Spross, weiterzuwachsen, die Eis- und Schneedecke zu durchstoßen und ins Leben hervorzubrechen. Yang ist die vorwärtstreibende Kraft, die neue Herausforderungen sucht, damit sich Wachstum ereignet und die Dinge im Fluss bleiben. Mut und Tapferkeit sind Ausdruck dieser um Weiterentwicklung bemühten Kraft.
Leuchtende Augen und ein offener erwartungsvoller Blick, eine kraftvolle klare Stimme, zielgerichtetes Handeln und ein bestimmtes, selbstbewusstes und energisches Auftreten sind Ausdruck eines starken Yangs. Es ist aktiv und fordert das Leben erwartungsfroh heraus.

DIE WILDBLÜTEN-MISCHUNG »YANG« SETZT SICH ZUSAMMEN AUS DEN BLÜTENESSENZEN:

Coral Tree, Everlasting, Grey Mangrove, She Oak Male, Silky Oak

Hindernis: Kraftlosigkeit | Schwäche | Trägheit | Feigheit | Selbstzweifel | Angst | Furchtsamkeit | Unsicherheit | Schüchternheit | Zaghaftigkeit

Fördert: Mut und Durchsetzungskraft | Vertrauen, in die männliche Kraft | Entschlusskraft | Vitalität | Rückgrat | Lust an körperlicher Aktivität | Schwung | Energie, sich Herausforderungen zu stellen | Tatendrang | Tapferkeit

Yang trainieren

Um die maskuline Kraft in mir zu stärken, kann ich Kampfsport treiben, mich in sportlichen Wettkämpfen erproben, meine Muskeln trainieren oder herausfordernde Arbeiten im Garten erledigen. Auch im Tanz kann ich die zielbewusste Kraft sehr schnell aufbauen.

Legen Sie eine CD mit starken, treibenden Rhythmen auf, harte Rockmusik wäre passend. Beginnen Sie, zur Musik zu tanzen, und nehmen Sie wahr, wie eckig, kantig, aber auch kraftvoll und leidenschaftlich Sie sich bewegen, Ihre Füße stampfen oder gar marschieren wollen. Registrieren Sie, dass Sie sich ausdrucksstärker, klarer und abgegrenzter fühlen? Dass Sie Kraft einsetzen, aber auch gleichzeitig Ihre Stärke wächst? Sie sich stärker aufrichten und zielstrebiger werden? Mit diesem Tanz können Sie auch viel angestaute zornige und wütende Energie loswerden.

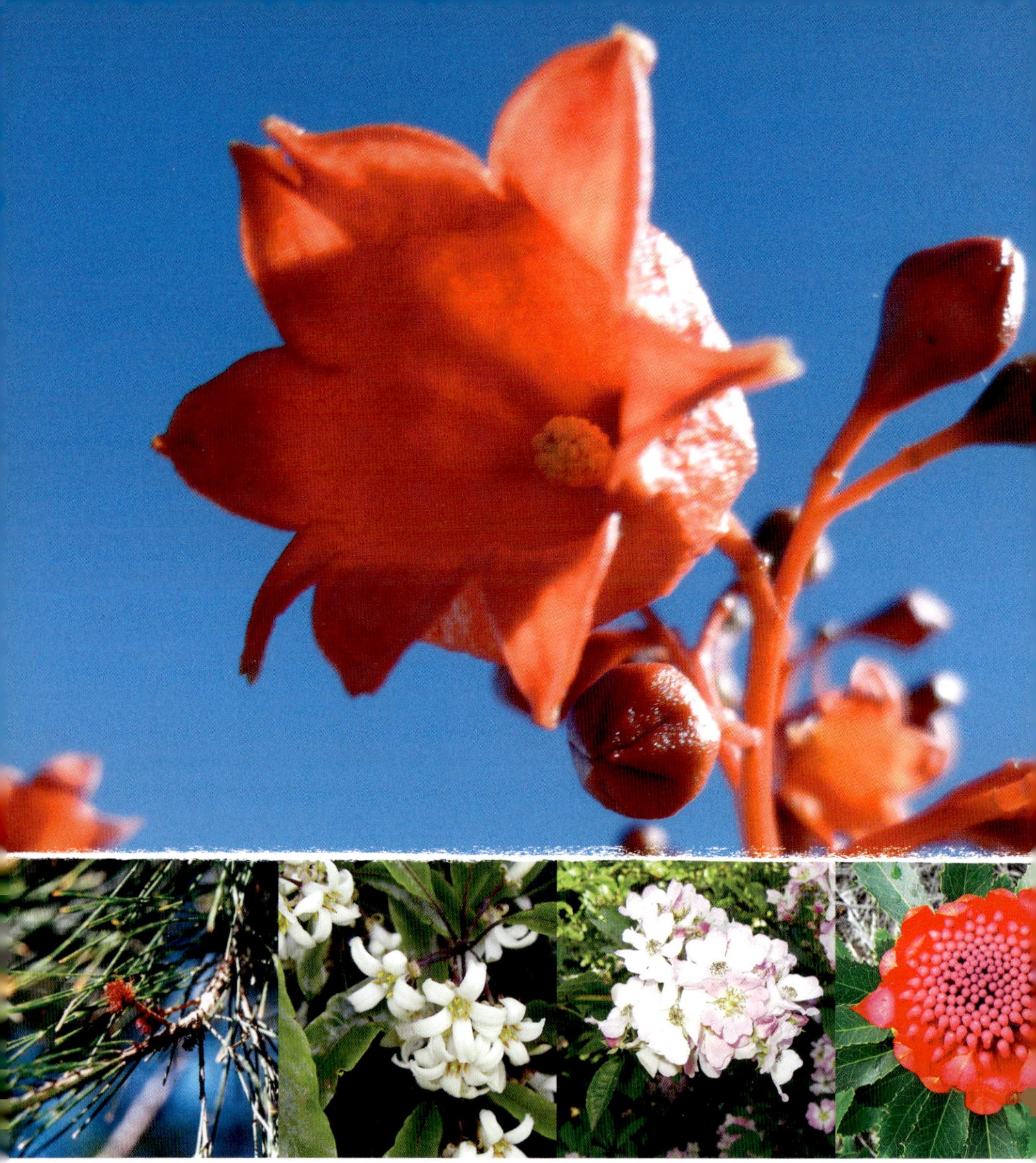

Pittosporum, She Oak Female, Illawarra, Wild Rose, Waratah

Weibliches Urvertrauen (»Yin«)

Positive Qualitäten: Empfindungsfähigkeit – Öffnung – Herzenswärme
Hindernisse: Rationalität – Verschlossenheit

»In jedem Augenblick tragen wir das Potenzial in uns, dem Leben zu dienen oder es zu zerstören. Worte als Ausdruck unserer inneren Haltung können dabei Türen öffnen oder Mauern errichten.«
Marshall Rosenberg

Urweibliche Energie

Das Yin-Prinzip wird, wie schon erwähnt, als »empfangend«, »passiv« und »weiblich« umschrieben. Ihm ordnet man Fürsorge, Wärme, Nähe und Sinneskraft zu. Es ist der stoffliche, feste Sicherheit vermittelnde und nährende Aspekt. Überlegung, Abwägung, Ruhe und Bedacht sind die Kräfte, die das überschäumende Yang in die Mitte führen können. Mehr denn je braucht die Erde die heilende Präsenz der urweiblichen Energie. Wir leben in einer Zeit, in der das männliche Prinzip seit Jahrtausenden vorherrscht. Rationalisierung und Technologisierung haben uns zwar immensen Fortschritt gebracht, aber auch eine Intellektualisierung und Abgeschnittenheit von unserer Leiblichkeit. Bewusste Empfindung und wirkliche, selbst gemachte Erfahrung haben deshalb einen niedrigeren Stellenwert bekommen als Denken und objektive Vorstellungen. Reine Betrachtung, reine Logik, reine Wissenschaft können zwar sehr gut erklären, wie etwas funktioniert, es auseinandernehmen und sezieren, aber ihnen mangelt es am Verstehen jenseits des Wissens, an Innerlichkeit.

FRAGEN ZUM WEIBLICHEN URVERTRAUEN:

- Ist mein Bedürfnis nach Schutz, Sicherheit und Unterstützung befriedigt?
- Kann ich auf meine innere Weisheit und auf meine Kraft bauen?
- Je mehr ich den Geschmack von Fülle und Vertrauen in mir spüre, desto geerdeter bin ich. Dies gibt mir Kraft.

Grundlage allen Seins

Fehlt es uns an weiblichem Urvertrauen (das kann sowohl Männer als auch Frauen betreffen), verzetteln wir uns in Dominanzstreben, Konkurrenzdenken und sind recht einseitig auf das Trennende und die Verstandesebene ausgerichtet. Das Urweibliche gilt in vielen Traditionen als die Grundlage allen Seins, aus dem jegliches Leben hervorgeht. Es drängt dazu, sich einzulassen in die Materie, das Sein wirklich zu spüren, seine Einmaligkeit und Unwiederholbarkeit zu genießen und wertzuschätzen. In diesem Sinne ist auch Vielfalt seine Domäne, nicht die Wiederholung des ewig Gleichen. Die Yin-Energie enthält die Fülle aller Gestaltungsmöglichkeiten in sich, ohne Yang würden sie sich nicht verwirklichen, aber ohne Yin gäbe es nichts, was Yang formen könnte. Die Frau als Verkörperung der unendlichen schöpferischen Substanz wurde deshalb in vorpatriarchaler Zeit hoch verehrt. Sie galt als Gebärerin ganzer Universen, da jeder Körper, so auch der eines Neugeborenen, ja ein unendliches, mikrokosmisches All darstellt. Vielleicht ist das auch ein Grund, warum Frauen keine Religionen gegründet haben, sie sind Religion, also auf natürliche Weise angebunden an das göttliche Mysterium – das übrigens auch nicht mit dem Verstand ergründet werden kann.

Das Yin verbindet sich mit dem Göttlichen und schöpft aus der Tiefe des Seins Notwendigkeiten, die das Leben aller bereichern. Seit Jahrhunderten ist unsere Gesellschaft von zu viel Yang beherscht. Der Wandel durch den verstärkten Einzug von Frauen in Politik und Wirtschaft hat bereits begonnen und wird der Welt gut tun.

DIE WILDBLÜTEN-MISCHUNG »YIN« SETZT SICH ZUSAMMEN AUS DEN BLÜTENESSENZEN:

She Oak Female, Pittosporum, Illawarra, Wild Rose, Waratah

Hindernis: Gefühlskälte | Rationalität | Verschlossenheit

Fördert: Rückbindung an die weibliche Urkraft | Klarheit und Vertrauen in die eigenen Gefühle | Verständigung | Zuhören | Verbindung | Sensibilität | Sinnesempfindung | Spürsinn | Herzenskraft | Wärme | Fingerspitzengefühl | Empfindsamkeit

Ins Sein und ins Empfinden kommen

Alles körperliche Wohlbefinden, Wahrnehmen und Geschehenlassen stärkt die Yin-Energie. Mit einer einfachen Übung aus dem Erfahrbaren Atem kommen Sie ins Sein, wobei Ihr Leib mit einbezogen wird, also nicht wie etwa in der Meditation nur noch wenig spürbar ist.

Setzen Sie sich aufrecht auf einen ebenen Stuhl oder Hocker. Legen Sie Ihre Hände auf Ihre Leibmitte, etwas oberhalb Ihres Nabels. Lassen Sie Ihren Atem kommen und gehen und nehmen Sie die Atembewegung und die Ruhe der Atempause einfach wahr.
Legen Sie dann die linke Hand auf die Rippen unter das rechte Schlüsselbein und lassen Sie einige Atemzüge zu. Legen Sie dann die rechte Hand auf die Rippen unter das linke Schlüsselbein und lassen Sie den Atem wieder ein- und ausströmen. Lassen Sie Atembewegung zu, während Ihre Hände in den Achselhöhlen liegen und danach an den Flanken. Beeinflussen Sie den Atem nicht: Er kommt, geht und entsteht aus der Atempause von selbst. Spüren Sie anschließend nach: Konnten Sie in den Körpergegenden anwesend sein, die Ihre Hände berührt haben und die von Ihrem Atem bewegt wurden? Ist durch den Atem Empfindung entstanden?

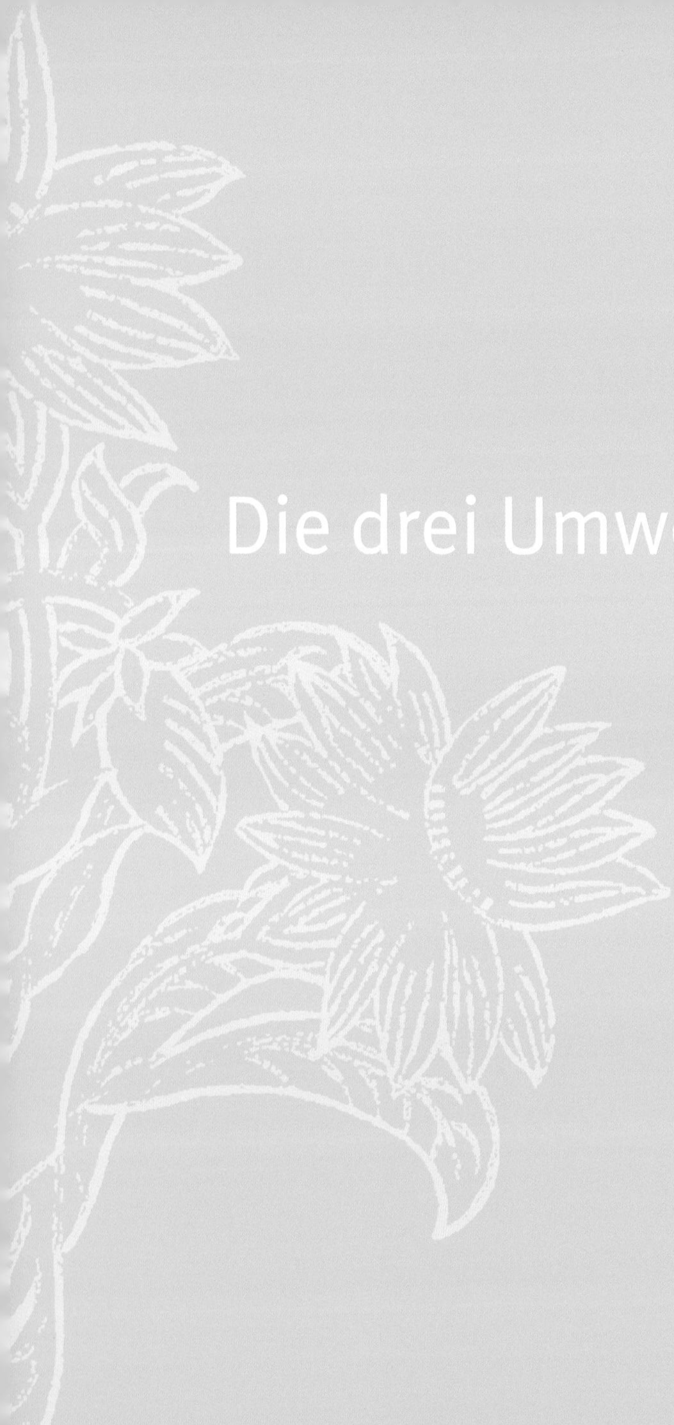

Die drei Umweltsprays

Bewusstseinsfelder, die reinigen, schützen und eine einfühlsame Kommunikation fördern

Jeder Ort hat seine ganz eigene Stimmung und Schwingung, die auf uns wirkt. Wir empfinden sie als angenehm oder unangenehm. Dementsprechend wirkt sie attraktiv und stärkend oder sie löst Unwohlsein aus und schwächt uns. In allen Kulturen gab es Heilkundige, die mit Ritualen und Gedankenkräften positive Energiefelder aufbauten oder einfache Mittel herstellten, um negativen Schwingungen entgegenzuwirken.

Gerade in unserer Zeit, in der wir einer immensen Fülle von Reizen und sich kreuzenden Schwingungen ausgesetzt sind, ist es wichtig, heilsam und wohltuend, unterstützende Felder in unserer Umwelt aufzubauen. Kraft unseres Geistes können wir mit Gedanken und Ritualen Bewusstseinsfelder schaffen, die unser Leben erleichtern. Allein die Vorstellung, einen unsichtbaren Energieschutzschild »hochzufahren« und diesen mit einer kurz die Aura überstreichenden Bewegung auf Dichtigkeit zu kontrollieren, führt zu einem schützenden Feld.

Das Ausschütteln der Hände oder die rituelle Reinigung unter dem Wasserhahn symbolisiert unserem System das Abschütteln und Abwaschen einschränkender Energien. Die Lenkung unserer Aufmerksamkeit auf eine Haltung des Wohlwollens und des Wunsches nach Bereicherung des Lebens anderer schafft eine kommunikationsfördernde Atmosphäre.

Juta Stepanovs hat aus je fünf Blütenessenzen und verschiedenen Ölen drei Mischungen für die »Atmosphäre« zusammengemischt. Sie unterstützen die energetische Reinigung von Räumen: Reinigung (»Purification«), Schutz (»Protection«) und Kommunikation (»Understanding«). Sie helfen uns dabei, in Räumen entsprechende Felder aufzubauen und aufrechtzuhalten, die ein angenehmes, dem Leben dienendes Klima schaffen. Besonders, wenn die Zeit fehlt, aus eigener Kraft diese positiven Energien zu erzeugen, sind diese Mischungen ein hilfreiches, natürliches Werkzeug.

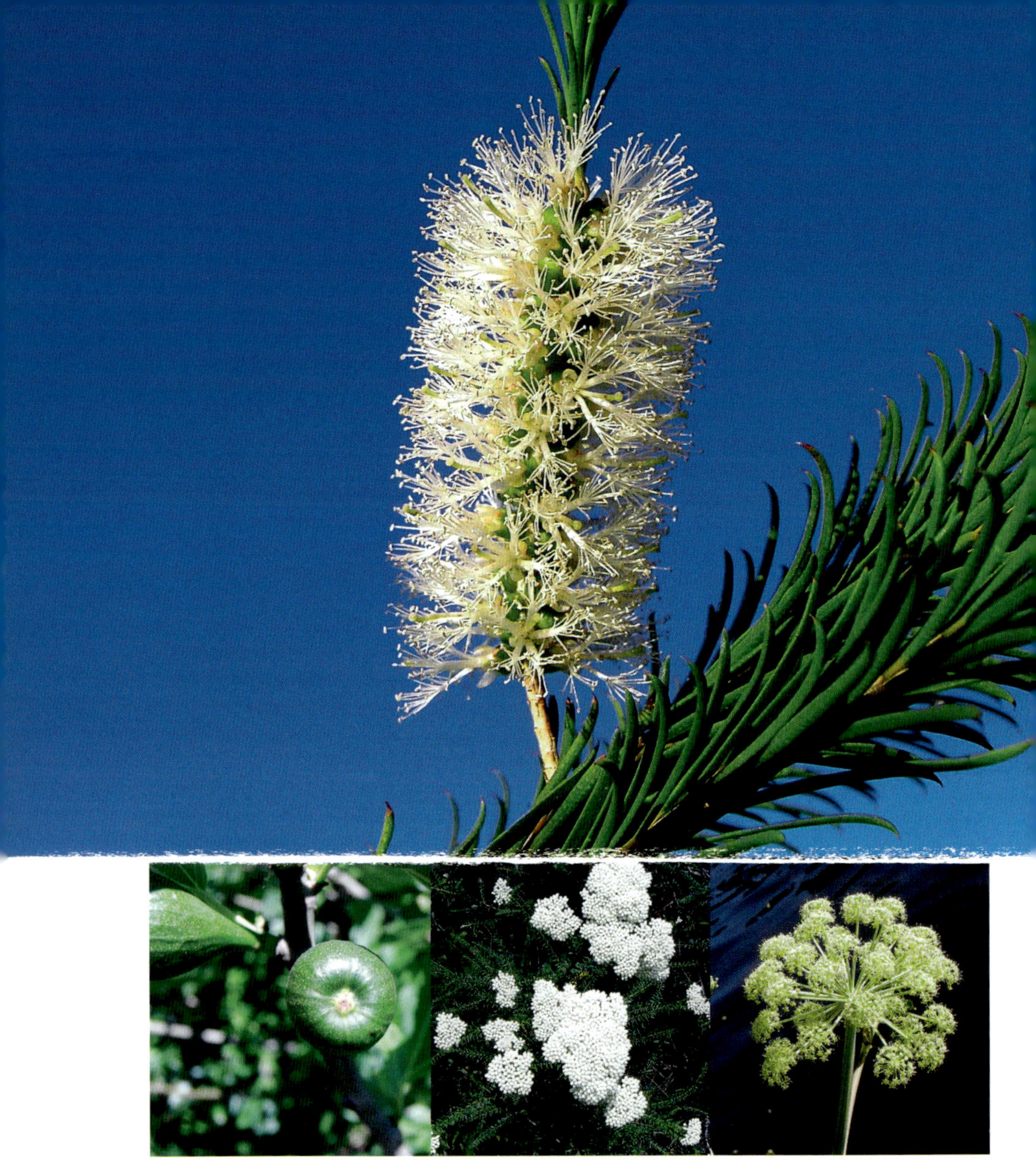

Tea Tree, Fig, Worrai, Angelica, (Rosemary)

Reinigung (»Purification«)

Positive Qualitäten: Klarheit – Deutlichkeit – Reinheit – Frische – Natürlichkeit
Hindernisse: Chaotische Schwingungen – Unruhe – Disharmonie

»Es gehört nicht viel Geist dazu, alles zu verwirren, viel aber, alles auszugleichen.«
Charles-Louis de Montesquieu

Energetische »Belastungen«

Trübe Gedanken, Emotionen wie Frustration, Wut, Hass, Eifersucht, Trauer, Angst oder Freudlosigkeit hinterlassen um einen Menschen herum ein Feld, das seine innere Unausgeglichenheit widerspiegelt und weiterträgt.
Dieses Feld gestauter chaotischer Schwingungen ist wie ein schwarzes Loch, das nach Ausgleich durch »positive« Energien sucht. Es vertilgt Kraft, wo immer es sie bekommen kann. Das Reinigungspray vertreibt das Gefühl der »dicken Luft« in bestimmten Räumen. Dies kann dort entstehen, wo viele verschiedene Energien aufeinandertreffen (etwa in Praxis-, Behandlungs-, Schul- oder Konferenzräumen sowie Behörden- oder Hotelzimmern).

Die Schwingungsenergie von Räumen wird jedoch nicht nur bestimmt durch die Menschen, die in ihnen wohnen oder durch sie hindurchgehen. Es sind auch Gegenstände, Symbole und ihre Anordnung, die das Energieniveau eines Raumes ausmachen.
Diese können stärkend (heilige Gegenstände) und heilend oder schwächend (Gerümpel) und krankheitsfördernd auf uns Einfluss nehmen.
Genauso hat jeder Ort seine ganz eigene Schwingung: die in einem Krankenhaus ist anders als die auf Friedhöfen oder in einem Haus, in dem gerade ein Kind geboren wurde oder ein anderes freudiges Ereignis stattgefunden hat. Manch sensitiver Mensch spürt auch die negative Schwingung in einem Raum, wenn dort kurz vorher gestritten wurde.
Fast jeder Therapeut hat nach einer Sitzung oder Behandlung das Gefühl, als sei die Energie eines »schwierigen« Patienten noch im Raume. Meist öffnet er nach der Stunde das Fenster, um diese spezifische Schwingung herauszulassen. Das Umweltspray »Reinigung« hat besonders positive Wirkung auf die Energie und At-

FRAGEN ZU REINIGUNG:

- Spüren Sie, wie Ihr Lebensumfeld Sie beeinflussen kann?
- Gibt es Orte, an denen Sie sich sehr gerne aufhalten?
- Kennen Sie auch Räume, in denen Sie sich richtiggehend »erschlagen« fühlen? Womöglich erleben Sie dort den Vampir-Effekt, wie ein Feng-Shui-Großmeister eine Umgebung nennt, die Ihnen mit ihrer niedrigen Energie automatisch Kraft entzieht. Wo haben Sie dies zuletzt erlebt?
- Was genau hindert Sie auszumisten und loszulassen?

mosphäre eines Raumes. Es hilft, Spuren und Signaturen von Konflikt und Chaos zu beseitigen und schafft eine harmonische Atmosphäre.

Das Gerümpel des Alltags

»Reinigung« ist auch dann angesagt, wenn sich in unserem Haus, in unserer Wohnung jede Menge Gerümpel ansammelt. Dabei ist es egal, ob es sichtbar Unordnung schafft oder sich in Schubladen oder Kellern versteckt anhäuft: Immer ist zu viel Krempel ein Zeichen für aufgestaute Energie mit entsprechender Schwingung.

Das englische Wort »clutter« für Krempel, Kram, Gerümpel und Unordnung stammt von dem mittelenglischen Wort »clotter« ab, was »gerinnen« bedeutet – stärker kann man ja wohl kaum ins Stocken geraten. Ein Übermaß an Trödel im Haus ist ein Symptom, das anzeigt, dass etwas in unserem Leben stagniert.

Wir leisten also bereits einen Beitrag zu unserer inneren Reinigung, wenn wir zu Hause ausmisten und für Klarheit sorgen. Aber es funktioniert auch umgekehrt: Wenn wir uns mehr um innere Klarheit bemühen, werden wir uns mit Leichtigkeit von Unwichtigem trennen können. Eine energetisch förderliche Umgebung zieht Vitalität, Gesundheit, Glück und Er-

folg an wie Blüten die Bienen. Am besten mit einem Schrank pro Woche anfangen: Ausräumen, Reinigen und schließlich nur ein Drittel wieder einräumen – den Rest wegschmeißen.
Wann immer wir das »Loslassen« üben, öffnen wir Türen und lassen Neues herein. Evolution und Weiterentwicklung finden statt, wenn wir uns mutig und bewusst vor neue Herausvorderungen stellen.

DIE WILDBLÜTEN-MISCHUNG »REINIGUNG« SETZT SICH – NEBEN DEN OBEN ERWÄHNTEN AROMAÖLEN – ZUSAMMEN AUS DEN BLÜTENESSENZEN:

Tea Tree, Fig, Worrai, Rosemary, Angelica

Hindernis: grobe Schwingungsfelder | »schlechte« (Kraft zehrende) Energien | Überforderung | Unruhe | Reizüberflutung | schlechte Stimmung | Zeitdruck | Verspannung | Konflikt | Chaos | Unordnung | Durcheinander
Fördert: Reinigung | Klärung | Harmonisierung | Sauberkeit | Natürlichkeit | Ordnung | Klarheit

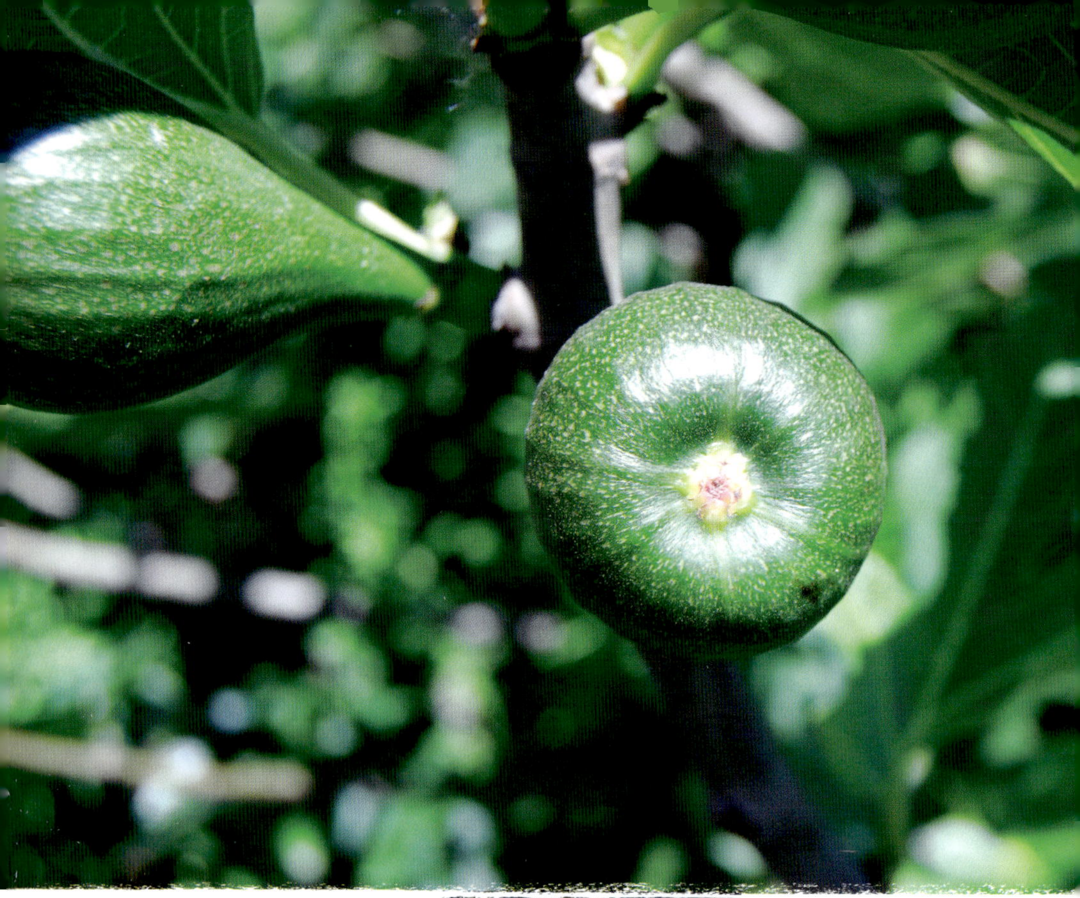

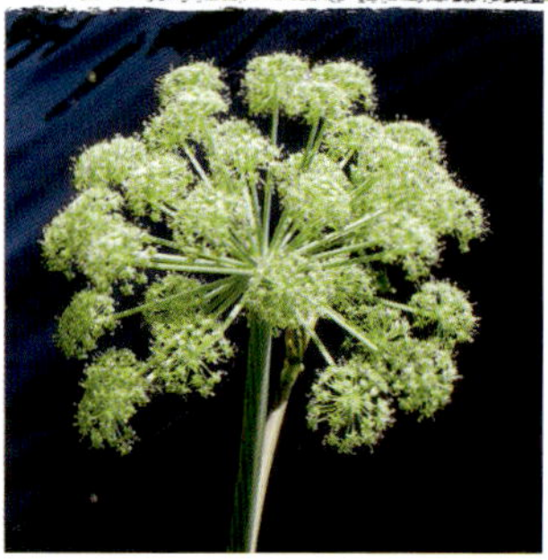

Fig, Angelica, (Bay, Rosemary, Yarrow)

Schutz (»Protection«)

Positive Qualitäten: Schutzschild – Sicherheit – Unverletzlichkeit – Geborgenheit
Hindernisse: Überforderung – Informationsflut

»Hektik und Lärm lassen die innere Stimme, die zur Vorsicht mahnt, nicht zu Wort kommen.«
Else Pannek

Geschützte Felder aufbauen

Die Herausforderungen der heutigen Zeit verbrauchen viel Energie. Noch nie zuvor gab es so viele Menschen auf der Erde mit so unterschiedlichen Interessen, Erwartungen und Vorhaben. In jedem Moment berühren wir Felder anderer Menschen und geraten mit ihren Schwingungen in Kontakt. Ihre »Frequenzen« können sehr grob und für uns unpassend sein, sodass sie sich auf unserem Weg als Hindernis darstellen können. Wenn wir nicht wollen, dass diese Energien uns treffen und uns Kraft entziehen, brauchen wir Techniken und Hilfsmittel, die uns vor den Schwingungen anderer schützen. Bewusst die Aura mit Gedankenkraft »hochfahren« erfordert nur wenige Sekunden Konzentration. Danach trägt das Umweltspray »Schutz« dazu bei, eine Art energetischen Schutzschild im Raum aufrechtzuhalten. Davon profitieren vor allem Menschen an Arbeitsplätzen mit viel Publikumsverkehr, sei es in Krankenhäusern, Altenheimen, therapeutischen Einrichtungen, Schulen oder Arbeitsämtern. Vor besonders angespannten (unangenehmen) Umweltsituationen können wir mit dem Spray auch unsere Aura besprühen.

FRAGEN ZU SCHUTZ:

- Erkenne ich, wann mir alles zu viel wird?
- In welchen Situationen ist mein System überlastet? Erlaube ich mir, mich krankhaften Feldern zu entziehen?
- Wann fühle ich mich sicher und geborgen?
- Wie kann ich Harmonie in meinen hektischen Alltag bringen?

Viel zu viel gleichzeitig

Gleichzeitig brauchen wir aber auch Schutz und Abschirmung vor den vielen Bits an Informationen, die ständig auf uns einprasseln. Noch niemals zuvor waren wir Menschen einer derartigen Flut von Informationen, Reizen und Ablenkungen ausgesetzt. Quantenphysiker haben errechnet, dass jede Sekunde zehn Milliarden Bits an Informationseinheiten auf uns niedergehen. Unser System ist dadurch hoffnungslos überlastet, da es nur rund 2000 Bits verkraftet. Schutzfilter in feinstofflicher Form können uns helfen, präsent zu bleiben. Sie tragen auch dazu bei, uns vor elektromagnetischen Feldern abzuschirmen, die uns ebenfalls Energie entziehen und schwächen. Ist unsere Aura – die auch als Seismograph für »Berührungen« von außen dient – stark und stabil, fühlen wir uns in »unserer Haut« sicher und beschützt. Wir sind weniger abgelenkt und es fällt uns leichter, achtsam und intuitiv zu sein. Wir können das Wesentliche klarer wahrnehmen und danach handeln.

DAS UMWELTSPRAY »SCHUTZ« SETZT SICH – NEBEN DEN OBEN ERWÄHNTEN AROMAÖLEN – ZUSAMMEN AUS DEN BLÜTENESSENZEN:

Rosemary, Fig, Bay, Yarrow, Angelica

Hindernis: chaotische Situation | Menschenmengen | Unruhe | Überforderung | Informationsflut | alles ist zu viel | Druck von außen | Ablenkung | krankhafte Felder und Angriffe anderer | Vorwürfe | Forderungen | Erwartungen | Verbalattacken

Fördert: Geborgenheit | Sicherheit | Harmonie | Klarheit | Achtsamkeit | Leistungsfähigkeit.

Die Entfaltung der eigenen spirituellen Natur ist die inspirierendste und befriedigendste Tätigkeit, sie erfüllt das Herz mit wahrer Freude und Glück und dient auch der Gesundheit.

Alle anderen Freuden dagegen sind vergänglich, machen unser Herz ruhelos und erzeugen ein Gefühl der Leere.

Spirituelle Freude hingegen erfüllt das Herz mit wohltuender Heiterkeit. Wenn sich ein Mensch um spirituelle Weisheit bemüht, wird diese so gut für ihn sorgen, dass all sein Unglück in Freude verwandelt wird.

Gurunam

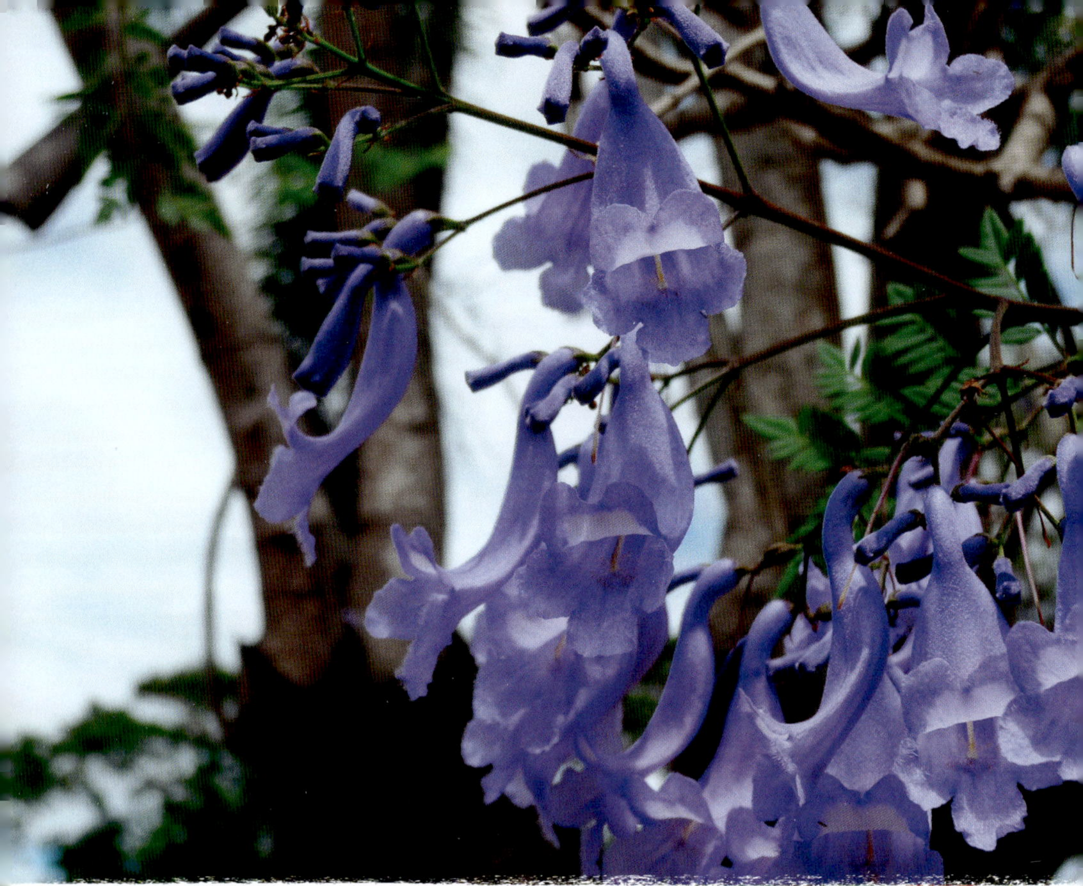

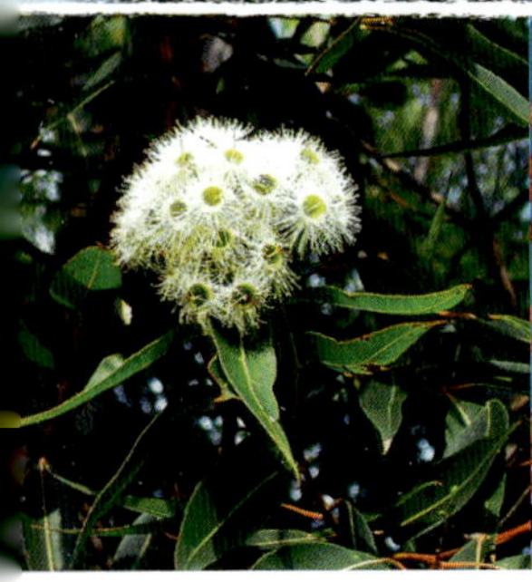

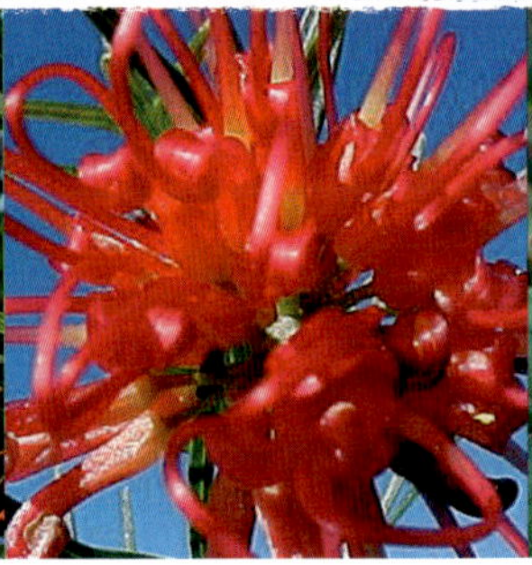

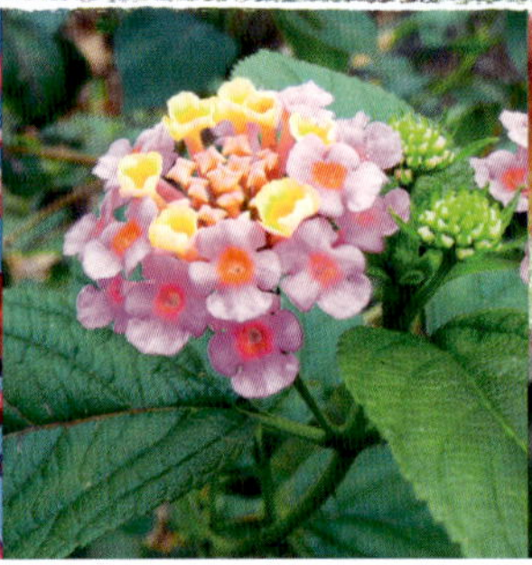

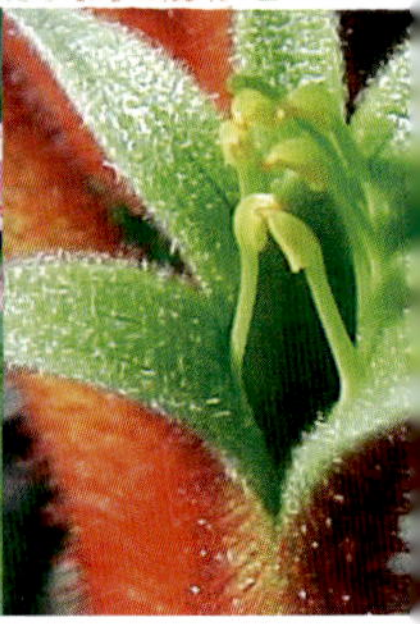

Jacaranda, Ribbon Gum, Red Grevilla, Lantana, Kangaroo Paw,

Kommunikation (»Understanding«)

Positive Qualtiäten: Verständigung – Verständnis – Respekt – wertfrei hören und sehen
Hindernisse: Konflikte – Ablehnung – Vorurteile

»Die höchste Form menschlicher Intelligenz ist die Fähigkeit, zu beobachten, ohne zu bewerten.«
Jiddu Krishnamurti

Wenn Welten aufeinandertreffen

Kommunikation bestimmt unser Leben in allen Bereichen. Der Austausch findet hauptsächlich über Worte statt, aber auch Gestik, Mimik und letztlich unsere innere Haltung spielen dabei eine wichtige Rolle. Wir alle wollen mit dem, was in uns wirksam ist, was wir zum Ganzen beizutragen haben, gehört und verstanden werden.

Aber auch unsere Bedenken, das, was wir ablehnen, worüber wir uns ärgern oder aufregen, wollen wir äußern können. Da wir Menschen ganz unterschiedliche Persönlichkeiten haben, auf verschiedene Weise auch in unserem Kommunikationsstil geprägt sind, ist die Verständigung mit dem Partner, im Beruf oder auch in der Öffentlichkeit gar nicht so einfach. Das liegt, nach Überzeugung des amerikanischen Psychologen Marshall B. Rosenberg, der die »Gewaltfreie Kommunikation« entwickelt hat, an hauptsächlich drei Grundhaltungen: Wir beurteilen unseren Gesprächspartner moralisch, wobei wir ihm womöglich Dinge zuschreiben, die mehr mit uns als mit ihm zu tun haben, wir übernehmen nicht die Verantwortung für unsere eigenen Gefühle und Handlungen und wir stellen Forderungen, statt Bitten auszusprechen. Dadurch entsteht nach Rosenbergs Auffassung lebensentfremdende Kommunikation.

Wertschätzen statt bewerten

Wenn wir erkennen, dass Worte verletzen, abwerten und damit Türen schließen, sie andererseits aber auch öffnen können, wenn wir uns voller Wohlwollen, Respekt und Verständnis ausdrücken, ist schon viel gewonnen.

Empathie ist für Rosenberg die Basis für gelungene Kommunikation. Felder echter Verständigung zu schaffen, bedeutet

FRAGEN ZU KOMMUNIKATION:

- Wie fühlt es sich an, wenn ich mal nur zuhöre und wahrnehme, was das Gesprochene mit mir macht?
- Kann ich aus dem, was ich spüre, Rückschlüsse auf die Bedürfnisse des anderen ziehen?
- Worum geht es dem anderen wirklich?
- Was löst das in mir aus?
- Was brauche ich?
- Worum möchte ich mein Gegenüber bitten?

respektvoll zuzuhören und den anderen in seinem Ausdruck zunächst ohne Wertung anzuerkennen und die Bedürfnisse, die hinter seinen Worten und Handlungen liegen, wahrzunehmen. Auch hier ist es der Prozess der Achtsamkeit, der uns hilft anzuerkennen, dass jeder zu allen Zeiten das Beste tut, was ihm in dem Moment möglich ist.

Aus dieser Haltung heraus wird erkennbar, dass sich Bedürfnisse gegenüberstehen, die befriedigt werden wollen. Wenn es möglich ist, die Anliegen aller Beteiligten zu berücksichtigen, wird ein harmonisches Miteinander möglich. In gegenseitiger Akzeptanz finden wir zu Lösungen, die allen gerecht und uns gemeinsam mehr Spaß bringen. Das Umweltspray »Understanding« kann dabei unterstützend wirken. Es ist besonders geeignet für Orte und Situationen, in denen eine klarere und respektvollere Verständigung gewünscht wird. Es verstärkt die Haltung grundsätzlichen Wohlwollens und erleichtert es, den Weg des gegenseitigen Verstehens und Annehmens offen zu beschreiten. Es schafft eine Atmosphäre, in der wir Bereitschaft zeigen, neue Lösungswege außerhalb der bisher festgehaltenen Wahrheiten zu finden, ohne zu beschuldigen, zu kritisieren oder zu manipulieren.

»Kommunikation ist eine Wissenschaft und eine Kunst. Normalerweise können zwei Menschen einfach durch ihre Gegenwart miteinander kommunizieren. Wenn das fehlschlägt, sind Worte ein letztes Mittel. Setze deiner Liebe und deiner Kommunikation keine Grenzen.«
Yogi Bhajan

Unterstützung im Alltag

Zum Klären einer solchen, mit unguten oder negativen Schwingungen aufgeladenen Umgebung sprühen Sie diese Sprays vier- bis fünfmal täglich in den Raum. Neben den Blütenessenzen tragen auch die zarten Düfte der enthaltenen ätherischen Öle (darunter Orange, Zedernholz, Lemongras, Wacholder, Weihrauch, Myrrhe, Zimt, Grapefruit-Extrakt) sowie Rosenwasser und Meersalz, dazu bei, Spannungen zu lösen. Körper und Seele kommen schneller und leichter in Einklang mit der Umwelt.

DIE WILDBLÜTEN-MISCHUNG »KOMMUNIKATION« SETZT SICH – NEBEN DEN OBEN ERWÄHNTEN AROMAÖLEN – ZUSAMMEN AUS DEN BLÜTENESSENZEN:

Ribbon Gum, Red Grevilla, Lantana, Kangaroo Paw, Jacaranda

Hindernis: Trotz, Stolz, Urteil und Wertung | Unverständnis | Missgunst | Eifersucht | Respektlosigkeit | Verantwortungslosigkeit | Streit, Partnerschaftsprobleme

Fördert: die Kommunikationsfähigkeit in Partnerschaften, im Beruf und in der Öffentlichkeit | einfühlsames Hören | Interesse und Respekt dem gegenüber, was dem anderen wichtig ist | Verständigung | Wohlwollen | neue Inspirationen | Wahrheit

Die 45 Wildblüten-Essenzen und was sie bedeuten

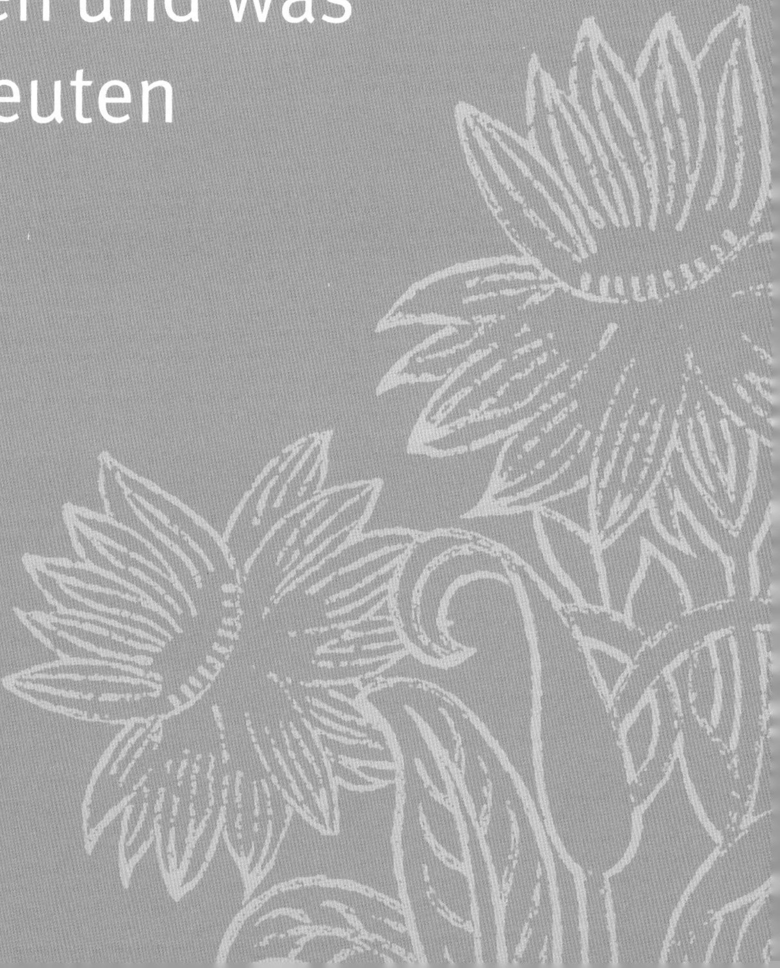

Blüten, die das Leben verändern

Die Einzelessenzen erlauben es uns, Hindernisse aus dem »versteckten Selbst« aufzudecken. Diese oft tiefsitzenden Blockaden sind unserem normalen Bewusstsein nicht direkt zugänglich. Wir bedienen uns deshalb unserer Intuition, um das Thema ans Tageslicht zu bringen, das Auslöser des momentan blockierenden Bewusstseinsfeldes ist.

Kennen Sie das? Sie fühlen sich in einer bestimmten belastenden Situation gefangen und scheinen sich im Kreis zu drehen. Ihre Gedanken ziehen immer und immer wieder die gleichen Runden. Und dann kommt ein Bekannter, sagt etwas, so ganz nebenbei, oder strahlt durch seine ganze Persönlichkeit etwas aus, was auf Sie abfärbt? Plötzlich bekommen Sie neuen Schwung und Ihr Blick auf Ihre verfahrene Lage verändert sich. Auf einmal trauen Sie sich zu, die Sache von einer anderen Seite anzugehen, sprühen vor neuen Ideen, fühlen sich inspiriert. So impulsgebend wie diesen Freund können Sie sich die Wirkung der australischen Wildblüten-Essenzen bei der ersten Einnahme vorstellen: Sie geben einen Anstoß, vermitteln auf einer hochenergetischen Ebene eine Botschaft, die stärkend und unterstützend wirkt. Den Mut, einen neuen Weg zu gehen, müssen Sie jedoch selbst aufbringen, das nehmen Ihnen Ihr Bekannter aus dem Beispiel, aber auch die Blütenessenzen nicht ab. Aber sie wecken Ihre Energie, heben das Schwingungsniveau und machen Lust, loszugehen und das Abenteuer zu wagen.

Vom Ausgleich der Gegensätze

Die Aborigines entdeckten die Heilkraft der Wildblüten-Essenzen, weil sie in sehr engem Kontakt zur Natur lebten. Sie waren immer tief mit ihrem Lebensraum verflochten, viel stärker, als dass bei uns zivilisierten Menschen der Fall ist. Durch genaues Beobachten der Pflanzen in ihrem jeweiligen Lebensraum haben die Ureinwohner Australiens gelernt, sie zu »lesen« und ein Gespür für die der Pflanze innewohnende Schwingung bzw. für ihre innerwohnende Kraft zu bekommen.

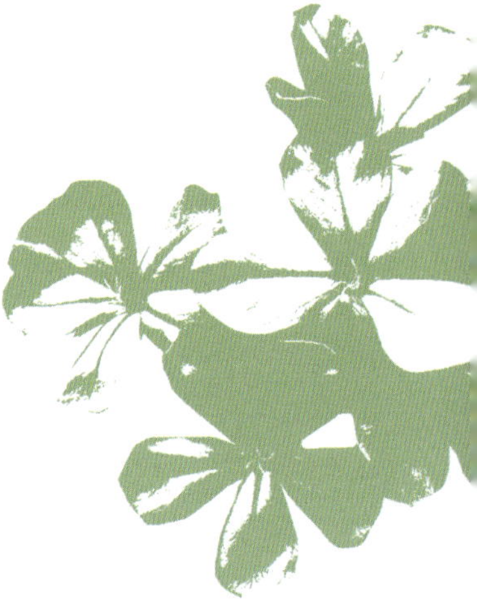

Derart geschulte Menschen konnten sicherlich wahrnehmen, dass sie sich in der Nähe bestimmter Blumen, Sträucher oder Bäume anders fühlten, sie plötzlich anders gestimmt waren, weil etwas von deren Lebensenergie auf sie überging, sich ihnen mitteilte. So machten sie die Erfahrung, dass die Verbindung mit einer Heilpflanze eine starke das Leben fördernde Wirkung hatte. Egal ob sie unter der Heilpflanze schliefen, vor ihr saßen und ihre Einzigartigkeit betrachteten oder ihren Blütentau ableckten, sie spürten etwas vom Wesen der Pflanze. Die Verbindung mit der Heilkraft der Pflanze half ihnen, in den unterschiedlichsten Lebenskrisen und bei Krankheiten wieder ihre Mitte zu finden und zu stabilisieren.

In vielen Ritualen von Aborigines-Stämmen geht es um den Ausgleich gegensätzlicher Kräfte, die in der Welt nun einmal da sind und denen der Mensch im Laufe seines Lebens immer wieder begegnet, denen er unterworfen wird und mit denen er sich auseinandersetzen muss. Manche der gesellschaftlich oder auch seelisch nicht akzeptablen »dunklen« oder destruktiven Kräfte wurden durch Zeremonien, Gesänge oder Tänze ausgedrückt und so kanalisiert, gebändigt und entkräftet – also ausgeglichen. Ist etwas auf diese Weise nicht darstellbar oder möchte ein Mensch insgeheim etwas anderes, als die Familie oder die Gesellschaft, in die er hineingeboren wird, kommt es zu einem Kampf im Verborgenen, in seinem Inneren. Das stört sein seelisches und emotionales Gleichgewicht und kann zu zerstörerischen Verhaltensweisen führen oder unbewusste Glaubenssätze prägen und festigen, an die er sich, ohne es bewusst zu wissen, hält.

Die hochenergetischen Wildblüten-Essenzen, das hatten die Aborigines bereits erkannt, helfen, die innere Balance wiederzuerlangen, eine emotionale oder seelische Schieflage zu beseitigen: Negative Gefühlsschwingungen können freigelassen und durch die entsprechenden positiven Seiten ersetzt werden.

Breites Wirkspektrum

Die Wildblüten-Essenzen sind insofern ein einzigartiges Hilfsmittel, weil jede Blüte spezielle Transformationskräfte in sich trägt. Jede einzelne Pflanze hat sich bei ihrem Überlebenskampf im australischen Outback eine gewisse Fähigkeit »erworben«, um das Beste in einer womöglich unwirtlichen Umgebung aus sich herauszuholen oder um sich dort allen scheinbaren Widrigkeiten zum Trotz zu entfalten. Was sich bewährt hat, ist als Energieschwingung in der Pflanze gespeichert und immer weitergegeben worden. Da die Pflanzen an unterschiedlichen Or-

ten in der Natur mit ganz verschiedenen Gegebenheiten konfrontiert waren, decken die 45 Wildblüten eine große Bandbreite an Problemlösungen ab – auch energetisch gesehen. Davon können wir Menschen profitieren, da wir in unserem Leben – zwar auf einer anderen Ebene – ähnlichen und ebenso mannigfaltigen Herausforderungen gegenüberstehen. Die Wildblüten werden uns so zu Impulsgebern und Wegbereitern, die uns in eine Richtung begleiten, in die wir uns vorher nie zu gehen getraut haben oder die wir nicht zulassen wollten oder durften oder auf die wir von selbst gar nicht gekommen wären.
Die Essenzen stärken uns bildlich gesprochen von innen heraus den Rücken, um alte Muster, Blockaden und Anhaftungen zu überwinden, neuen Ideen nachzugehen, Talente zu entfalten, Lebensträumen zu folgen und sie zu verwirklichen sowie Räume zu betreten, die uns zuvor verschlossen schienen. In dem Maße, in dem ihre Schwingungen in uns wirksam werden, wachsen in uns der Mut und die Kraft, eingefahrene Wege zu verlassen, alte Glaubenssätze abzustreifen und sogar alten Ängsten die Stirn zu bieten sowie sie zu überwinden.

Die Kraft der australischen Wildblüten ist, obwohl sie so sanft zu sein scheint, unglaublich stark: Sie speist sich aus einem tiefen Urwissen der Natur, das jenseits des intellektuellen Denkens liegt, aber alles in außerordentlicher Schönheit zu ordnen und miteinander zu verweben scheint, wenn man es (zu)lässt – und es ist sehr, sehr alt. Durch die Wildblüten-Essenzen werden wir daran angebunden und können wieder ein Gefühl von Ganzheit und Heilsein spüren, das uns abhanden gekommen war. Dabei ist meist eine Blüte (manchmal sind es auch ein bis zwei mehr) zu einem bestimmten Zeitpunkt die für uns genau richtige. Aber wie finden wir sie?

Die passende Blüte

Die eigene Intuition wird, wie eingangs erwähnt, bei der Auswahl einer der Wildblüten-Essenzen ganz groß geschrieben. Auch in uns zivilisierten Menschen ist diese Art von vorbewusstem Wissen noch wirksam: Wir üben sie nur nicht und verlassen uns weit weniger auf diesen Anteil unseres Bewusstseins. Wir haben mehr unseren Verstand trainiert und ausgebildet, der also entsprechend stärker ausgeprägt ist. Doch wir können unsere Fähigkeit zur Intuition zurückgewinnen, durch Vertrauen in unsere leise innere Stimme und indem wir uns nicht scheuen, ihr zu folgen. Das wird uns letztlich ungemein bereichern, da wir aus zusätzlichen, bisher ungenutzten Quellen schöpfen können.

Die Auswahl der Blüten

Über Fotos

Nehmen Sie sich vor der Auswahl einen Moment Zeit, atmen Sie ein paar Mal tief ein und aus und stellen Sie sich innerlich die Frage: »Welche Essenz ist die passende für mich?«

Betrachten Sie die Fotos der Blüten. Gibt es eine Blüte, die Ihnen besonders gefällt, zu der Sie sich hingezogen fühlen, die Ihnen im Gedächtnis bleibt, zu der Sie immer wieder zurückkehren? Dann können Sie sicher sein, dass Sie Ihre Essenz gefunden haben.

Sprechen eine Handvoll Blüten Sie an, sehen – und vor allem spüren – Sie noch einmal genauer hin: Grenzen Sie die Auswahl auf höchstens drei Blütenessenzen ein.

Lesen Sie erst dann die Beschreibungen der Blütenessenzen.

Mit dem Kartenset

Jeder kann die für sich richtige Blütenessenz intuitiv, aber auch mithilfe des Wildblüten-Kartensets finden. Die 45 Karten zeigen Fotos der einzelnen Pflanzen und erklären, bei welchen Blockaden sie helfen und welche Fähigkeiten sie fördern. Mischen Sie die Karten und legen sie verdeckt auf einem Tisch oder dem Fußboden aus. Ziehen Sie dann bis zu drei Karten, dabei können Sie entweder direkt zu den Karten greifen, die sie »anspringen«, oder aber mit der einen Hand über die gesamten Karten fahren und erspüren, wohin sie aus Ihrem Inneren heraus geführt werden. Gönnen Sie sich ruhig Zeit dafür. Lesen Sie dann auf den Karten oder in diesem Buch nach, wobei die Blütenessenz Sie zu diesem Zeitpunkt in Ihrem Leben unterstützt.

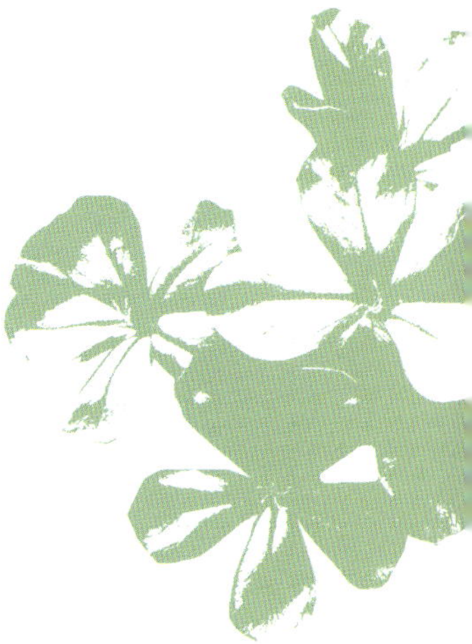

Beim Therapeuten

Wildblüten-Therapeuten, Heilpraktiker oder ganzheitlich orientierte Ärzte, die mit den »Love Remedies« arbeiten, lassen ihre Klienten ihre Blütenessenz aus einem Kasten ziehen. Darin befinden sich insgesamt 45 Flaschen mit den Stockbottles, deren Etiketten nicht zu sehen sind. Der Klient wählt ein bis zu höchstens drei Flaschen daraus aus, wobei er sich ganz aus seinem Inneren heraus führen lässt. So kann es sein, dass eine Flasche jemanden von vornherein besonders anzieht und er direkt zu dieser greift, ein anderer fährt womöglich mit seiner linken Hand über die gesamte Auswahl, nimmt die unterschiedlichen Schwingungen wahr und bleibt dann bei einer Essenz »hängen«. Manche Klienten schließen dabei die Augen, andere nicht. Aus Erfahrung wissen die Therapeuten, dass jeder die für sich zu diesem Zeitpunkt richtige Flasche zieht: Der Klient fühlt sich zu dem hingezogen, was er in diesem Moment braucht, sein »Feld«, das gerade auf eine bestimmte Art schwingt, geht in Resonanz mit dem Themenfeld der Einzelessenz.

Im Anschluss an die Auswahl spricht der Therapeut mit seinem Klienten über die geistigen und körperlichen Blockaden, die dem jeweiligen Blütenmittel zugeordnet sind. Er erklärt, wie oft und wie lange die Essenz oder eine Mischung aus mehreren Essenzen eingenommen werden sollte und welche weiteren Maßnahmen zusätzlich unterstützend wirken.

Therapeutenliste unter www.loveremedies.de (Es gibt bisher ca. 100 Ärzte und 400 Heilpraktiker, die mit Love Remedies arbeiten – Tendenz rasant steigend.)

Indikation oder sich selbst auf die Spur kommen

Natürlich können Sie auch anhand der Beschreibungen der Blütenessenzen eine eigene Diagnose stellen, welches der Mittel Ihnen im Moment zuträglich erscheint. Allerdings kann es dabei passieren, dass Sie einen »blinden Fleck« für manche Ihrer wirklichen Themen haben, weil Sie zu nah an ihnen dran sind. Dann kann ein Gespräch mit einem Therapeuten helfen, der von außen einen anderen Einblick hat und so manch hilfreiche Anregung geben kann.

Manchmal reicht auch ein Gespräch mit einem guten Freund oder einer engen Freundin. Oder: Sie notieren sich auf einem Blatt Papier, womit Sie sich gerade intensiv auseinandersetzen, schreiben auf, welche Gefühle und Nöte Sie gerade plagen. Beim Schreiben geht man stärker in den ehrlichen Ausdruck, lässt Sachen heraus, die über eine nur gedankliche Einschätzung hinausgehen. Legen Sie Ihre Notizen dann beiseite und lesen Sie am nächsten Tag, was Sie geschrieben haben. Welche Worte tauchen auf, wiederholen sich manche oder deuten sie in eine ähnliche Richtung? Vielleicht mögen Sie sie unterstreichen oder in einer gesonderten Liste herausschreiben. Wenden Sie sich anschließend den Beschreibungen der Blütenessenzen zu. Finden Sie Übereinstimmungen mit den Begriffen in Ihrem Text oder auf Ihrer Liste? Auf diese Weise können Sie sich ebenfalls an das für Sie richtige Blütenmittel herantasten, indem Sie Verstand und Intuition miteinander spielen lassen.

Die Wirkungsweise der einzelnen Wildblüten-Essenzen

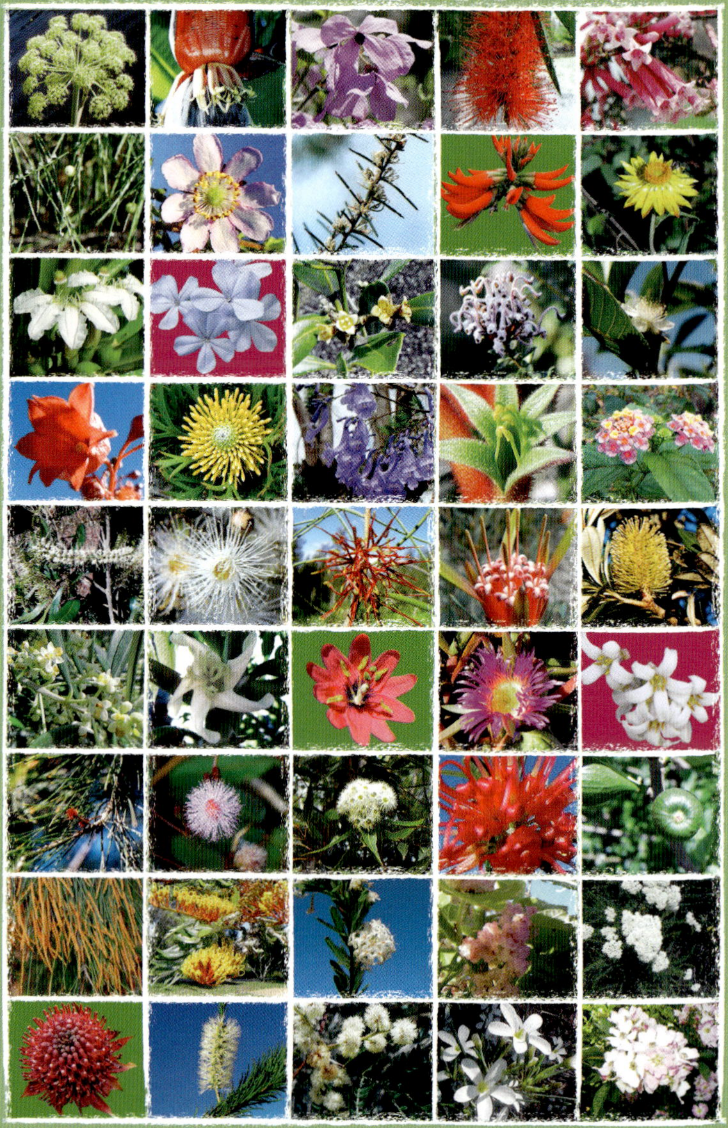

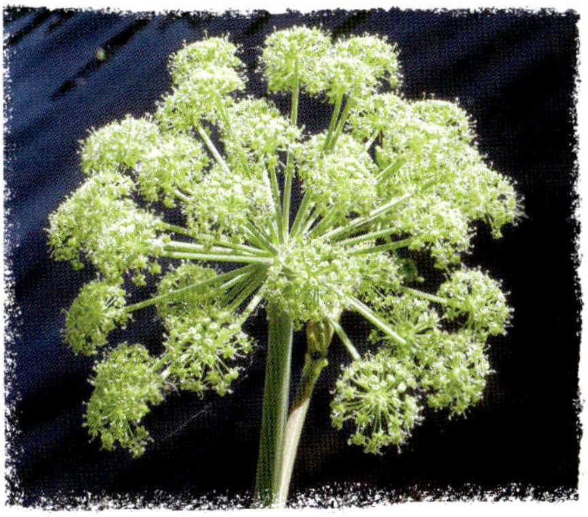

ANGELICA

ANGELICA
(ARCHANGELICA OFFICINALIS)

Hilfreich bei: Unsicherheit, Verwirrung, Zweifel, ob man »das Richtige glaubt« | Schuldgefühlen aus der Vergangenheit | Sehnsucht nach Wachstum | Mangel an Selbstwahrnehmung, Selbstvertrauen und Selbstwert | Suchtgefahr.

Fördert: die intuitive Wahrnehmung | klare Einsichten in Zeiten der Herausforderung | den Selbstfindungsprozess | das Vertrauen in die Entfaltung eigener Talente | Tatkraft.

Affirmation: Ich vertraue den göttlichen Kräften in mir.

BANANA
(MUSA BANKSII)

Hilfreich bei: Mangel an Selbstliebe und Selbstvertrauen | Überempfindlichkeit | Stress und Ärger | sexueller Unausgeglichenheit aufgrund von Problemen und Erfahrungen aus der Vergangenheit | geistiger Disharmonie, Zweifel.

Fördert: die Lösung alter Blockaden | den Ausgleich von Körper, Geist und Seele | die Fähigkeit, zu vergeben und loszulassen | das Vertrauen in das eigene Potenzial | sexuelle Ausgeglichenheit.

Affirmation: Ich spüre mich und vertraue auf mein Potenzial.

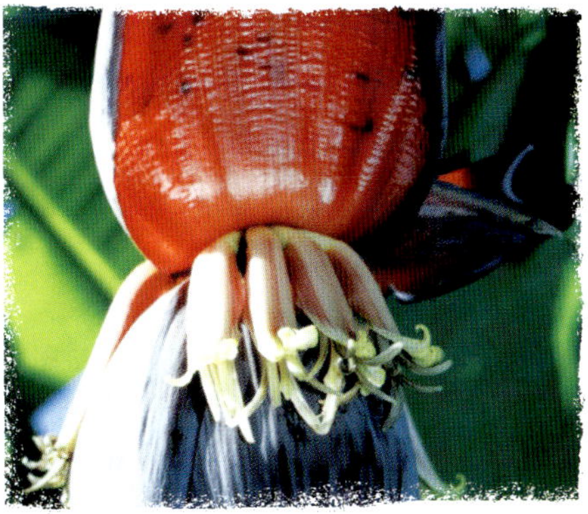

BANANA

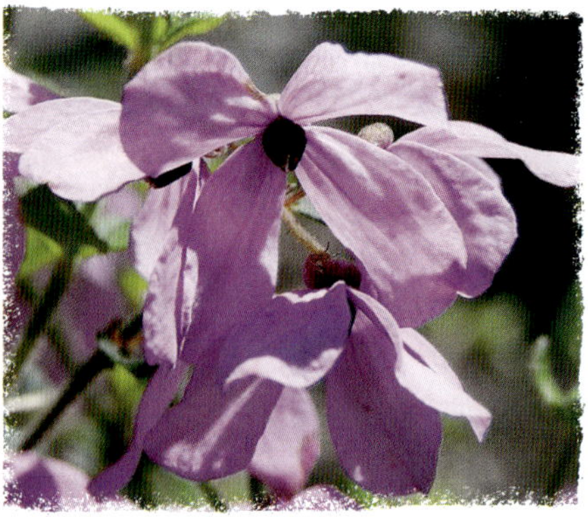

BLACK-EYED-SUSAN

BLACK-EYED-SUSAN
(TETRATHECA ERICIFOLIA)

Hilfreich bei: Überarbeitung ❙ ständigem Stress und Druck ❙ Reizbarkeit und Ungeduld ❙ der Tendenz, vor sich selbst zu flüchten ❙ Verlust des Kontakts zur eigenen Intuition ❙ Erschöpfung und Energiemangel.

Fördert: das Vertrauen in die eigenen Fähigkeiten ❙ Geduld ❙ die intuitive Wahrnehmung ❙ Gelassenheit und Toleranz ❙ Selbsteinfühlung und das Erkennen, welche Bedürfnisse Vorrang haben ❙ die Stabilisierung der inneren Mitte, Harmonie und inneren Frieden.

Affirmation: Ich bin in meiner Mitte und lasse geschehen – alles ist gut, so wie es ist.

BOTTLE BRUSH
(CALLISTEMON LINEARIS)

Hilfreich bei: Intoleranz ❙ Gefangensein in Gewohnheiten und Mustern ❙ Schwierigkeiten, Dinge zu akzeptieren ❙ Angst vor Veränderungen ❙ Widerstand gegen unabänderliche Umstände.

Fördert: die Fähigkeit, Vergangenes zu verarbeiten und anzunehmen ❙ Mut, um neue Herausforderungen anzunehmen ❙ Toleranz und Flexibilität ❙ Weiterentwicklung ❙ die Fähigkeit im Hier und Jetzt mit mehr Mitgefühl und Liebe im Herzen zu leben, das Leben zu feiern.

Affirmation: Ich bin flexibel und nehme Veränderungen gelassen an.

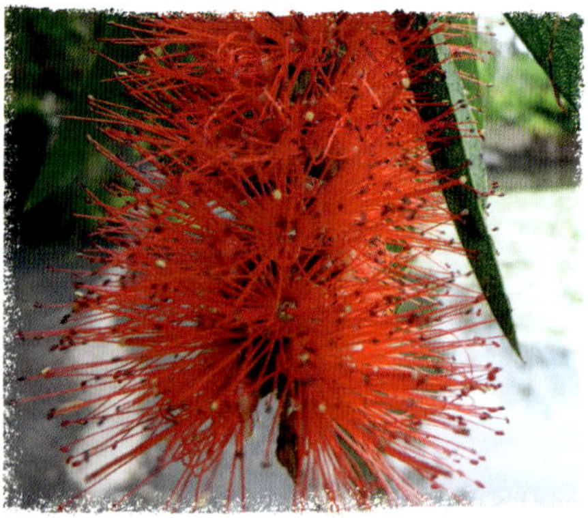

BOTTLE BRUSH

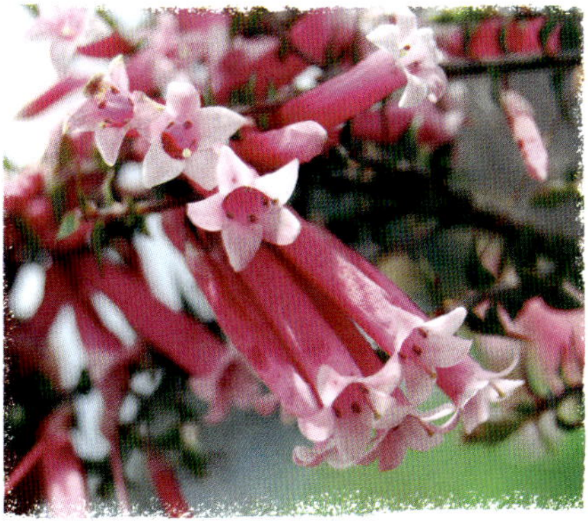

BUSH FUCHSIA

BUSH FUCHSIA
(EPACRIS LONGIFLORA)

Hilfreich bei: Mangel an Selbstvertrauen und Selbstachtung | inneren Konflikten | Konzentrationsschwäche und Aufmerksamkeitsmangel | Verschlossenheit | Mangel an Vertrauen in die eigene Intuition | Kopflastigkeit und starker Fixierung auf logisches Denken.

Fördert: Selbstbewusstsein und Mut, sich klar und verständlich auszudrücken | den Ausgleich von Verstand und Intuition | das Vertrauen in die innere Wahrnehmung und Intuition, Offenheit.

Affirmation: Ich bin stark und ausgeglichen.

CHERRY
(EXOCARPUS CUPRESSIFORMIS)

Hilfreich bei: Zurückhaltung | Scheu | Ängstlichkeit | pessimistischem Blick auf die Zukunft | mangelndem Interesse am Leben | geringer Vitalität | Einsamkeit | Schuldgefühlen, die aus der Vergangenheit rühren | Entscheidungsschwäche.

Fördert: das Interesse am Leben | den Mut, Entscheidungen zu treffen | die Wahrnehmung wichtiger eigener Bedürfnisse und Gefühle; das Vertrauen in die eigenen Fähigkeiten | Optimismus | das Loslassen von Schuldgefühlen | einen eigenen Lebensstil zu finden und zu genießen.

Affirmation: Ich bin voller Dankbarkeit und Freude, ich bin frei.

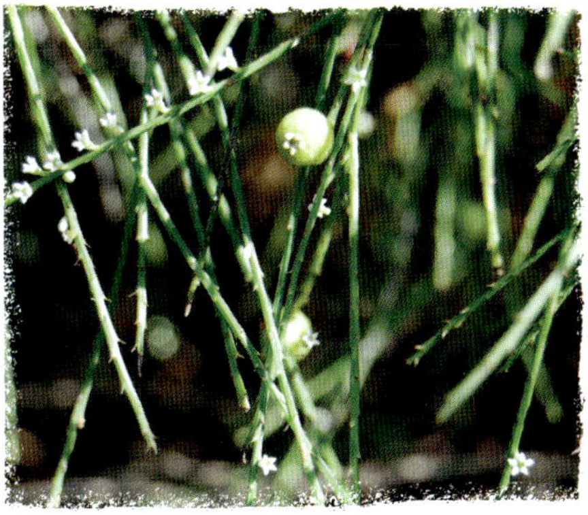

CHERRY

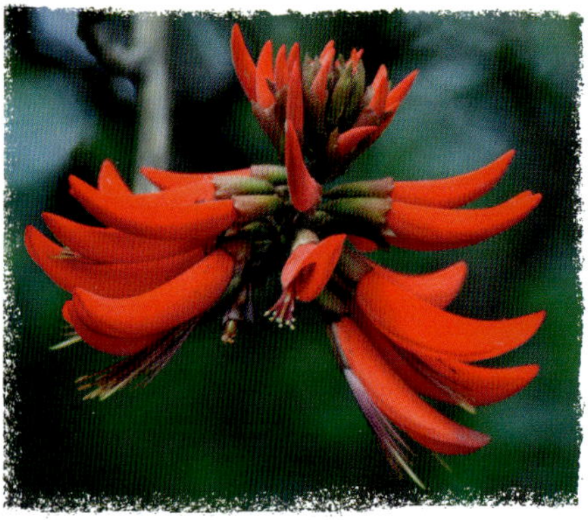

CORAL TREE

CORAL TREE
(ERYTHRINA VARIEGATA)

Hilfreich bei: Unsicherheit und unablässiger Suche nach Bestätigung | Selbstfixierung | Machtgehabe | Träumerei und Realitätsverlust | sexueller Verwirrung und Orientierungslosigkeit.

Fördert: die Fähigkeit zu Selbsteinfühlung und Mitgefühl | positivere Lebenseinstellung | Ruhe und Gelassenheit in schwierigen Situationen | die Konzentration auf das Wesentliche | den Mut, eigene Ansprüche klar auszudrücken | sexuelle Ausgeglichenheit.

Affirmation: Ich bin selbstsicher und sehe die Dinge so, wie sie wirklich sind.

DAGGER HAKEA
(HAKEA TERETIFOLIA)

Hilfreich bei: Unterdrückung von Ärger, Groll und Verbitterung | Abwehrhaltung und Verschlossenheit | Pessimismus | Frustration | Mangel an Selbstliebe und Selbstakzeptanz | Gefangensein in Projektionen und Vorstellungen.

Fördert: Empathie und Mitgefühl | Vergebung | Fähigkeit, Vergangenes anzunehmen | Achtung und Respekt vor sich und anderen | Gelassenheit und Frieden | die Öffnung des Herzens und das Wiederentdecken der Liebe zu sich selbst und zum Leben | Verstehen und Verstanden werden.

Affirmation: Ich schenke Verständnis und pflanze ein Lächeln.

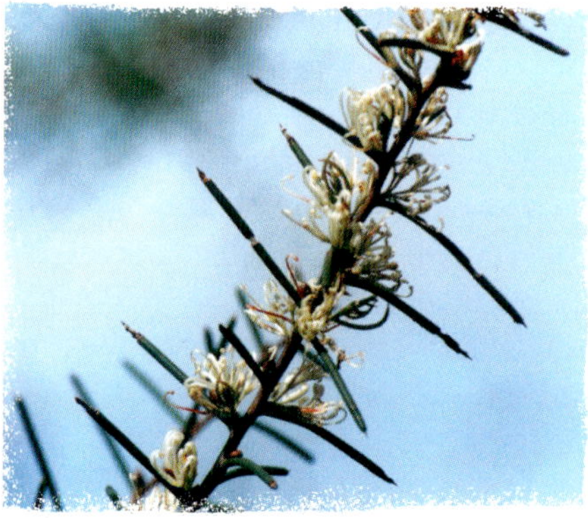

DAGGER HAKEA

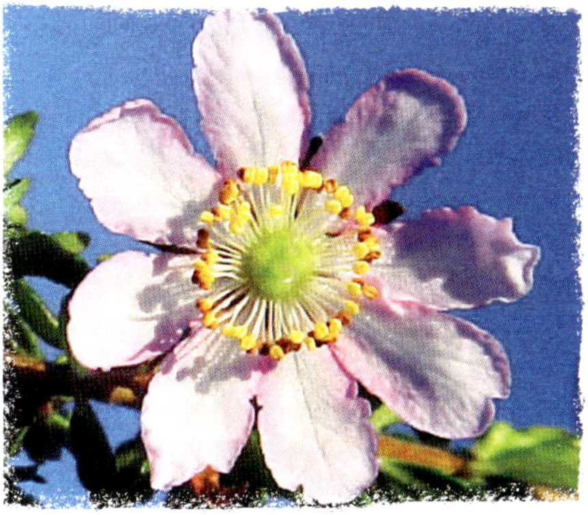

DOG ROSE

DOG ROSE
(BAUERA RUBIOIDES)

Hilfreich bei: Ängsten, Schüchternheit, Unsicherheit und Nervosität | Überarbeitung | Helfersyndrom | geringer Selbstachtung | Mangel an Vertrauen in den Prozess des Lebens.

Fördert: Sicherheit, Selbstvertrauen, Mut, Kraft, Neues anzupacken | Optimismus | den Genuss der kleinen Geschenke des Lebens | Dankbarkeit | die Nähe zum Partner und/oder der Familie | eigene Bedürfnisse wahrzunehmen, tiefere Verbindung zu anderen Menschen.

Affirmation: Ich bin frei und zuversichtlich.

EVERLASTING
(HELICHRYSUM APICULATUM)

Hilfreich bei: Mangel an Vertrauen in die eigene Kraft | fehlender Selbstliebe | negativer Erwartungshaltung | Richtungslosigkeit | Gleichgültigkeit | mangelndem Kontakt zur inneren Führung | Erschöpfung durch Selbsthärte und asketische Grundhaltung.

Fördert: Selbsteinfühlung | Mitgefühl | Herzenswärme | Vertrauen in die Mitmenschen und das Leben | die Genussfähigkeit und Freude am Leben | den Mut, neue innere Welten zu erforschen und neue Weg zu finden.

Affirmation: Ich achte andere und liebe mich selbst, so wie ich bin.

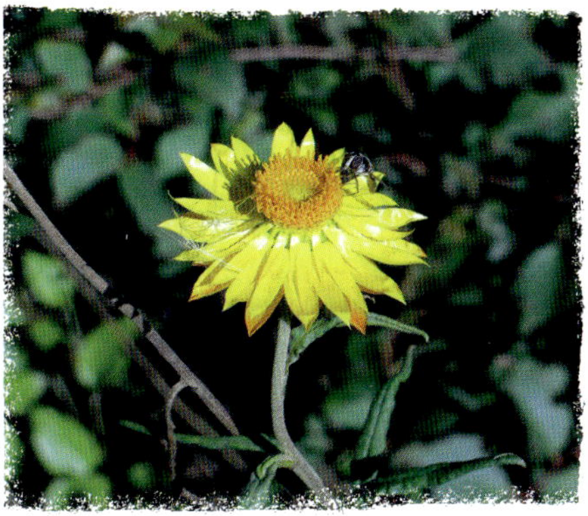

EVERLASTING

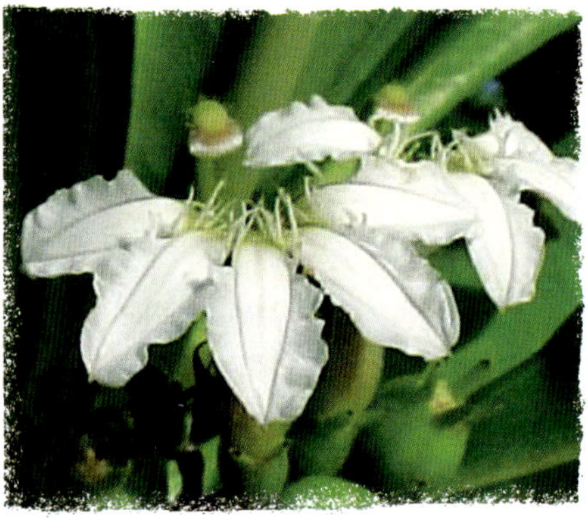

FAN FLOWER

FAN FLOWER
(SCAEVOLA SERICEA)

Hilfreich bei: Verzettelung | Tendenz, Aufgaben nicht zu Ende zu führen | schnellem Verlust des Fokus | Angst vor Misserfolg | Unsicherheit in der Partnerschaft | Angst vor Verantwortung | Neigung, sich unvollständig und zerbrechlich zu fühlen | Mangel an Selbstliebe und Selbstachtung.

Fördert: Energien bündeln und Verantwortung übernehmen zu können | Vertrauen in das Leben | Selbstliebe, Hingabe und Leidenschaft | Zentrierung von Energien, verborgene Potenziale zu finden und zu entfalten.

Affirmation: Ich übernehme Verantwortung für mein Wohlergehen.

FIG
(FICUS CORONATA)

Hilfreich bei: der Neigung, sich nur von der besten Seite zu zeigen und andere Teile der Persönlichkeit zu verbergen | Frustrationserlebnissen in Beziehungen, da wahre Gefühle versteckt werden | Unschlüssigkeit | Verwirrung | Flatterhaftigkeit | geringem sexuellem Interesse.

Fördert: Selbstbewusstsein | Mut, klare Entscheidungen zu treffen | Öffnung des Herzens | Selbstreflexion und verbesserte Wahrnehmung | sexuelles Verlangen | Optimismus und Vertrauen in den positiven Ausgang von Projekten.

Affirmation: Ich erinnere mich meiner Kräfte und schaue voller Vertrauen in die Zukunft.

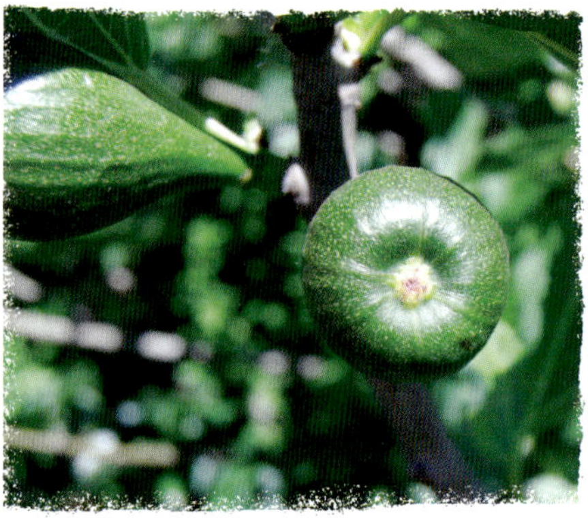

FIG

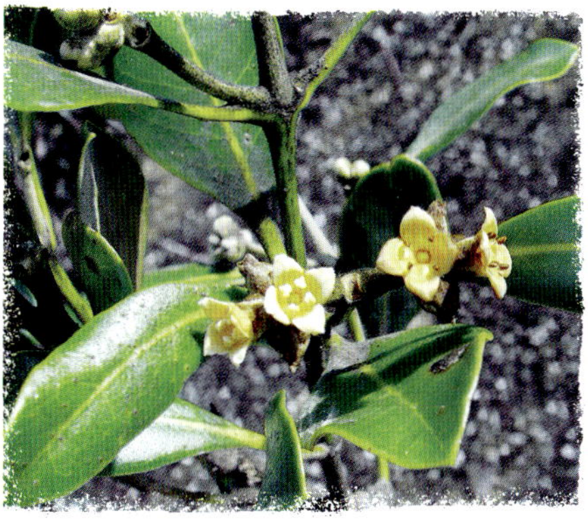

GREY MANGROVE

GREY MANGROVE
(AVICENNIA MARINA)

Hilfreich bei: Depressionsanfälligkeit ❙ geringer Selbstliebe ❙ Verstecken seines wirklichen Selbst und wahrer Gefühle ❙ erdrückenden Schuldgefühlen ❙ sexueller Unausgeglichenheit ❙ seelischem Leiden aufgrund alter Traumata.

Fördert: Lebensfreude und Lebendigkeit ❙ Optimismus und Einverstandensein mit dem, was war ❙ Fähigkeit, zu vergeben und loszulassen ❙ Selbstakzeptanz ❙ eigene Potenziale zu erkennen ❙ Geduld und Gelassenheit ❙ Vertrauen in die Zukunft.

Affirmation: Ich spüre mich und feiere das Leben.

GREY SPIDER
(GREVILLEA BUXIFOLIA)

Hilfreich bei: Ängsten, die das Leben überschatten ❙ Sorgen ❙ Verschlossenheit ❙ Richtungslosigkeit ❙ Pessimismus ❙ fehlendem Vertrauen in den Prozess des Lebens ❙ Mangel an Kontakt zur intuitiven Führung.

Fördert: Gelassenheit und Vertrauen in die eigenen Fähigkeiten ❙ Vertrauen zu Mitmenschen und dem Leben im Allgemeinen ❙ den Mut, sich Herausforderungen zu stellen ❙ die Fähigkeit, wieder der Stimme des Herzens zu folgen.

Affirmation: Ich fühle mich sicher und gehe Neues mutig an.

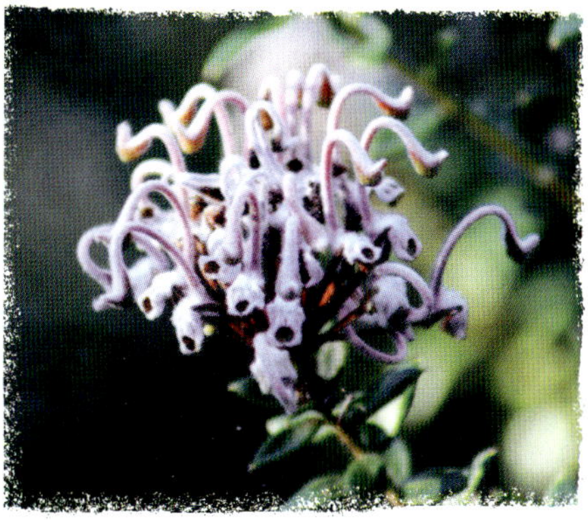

GREY SPIDER

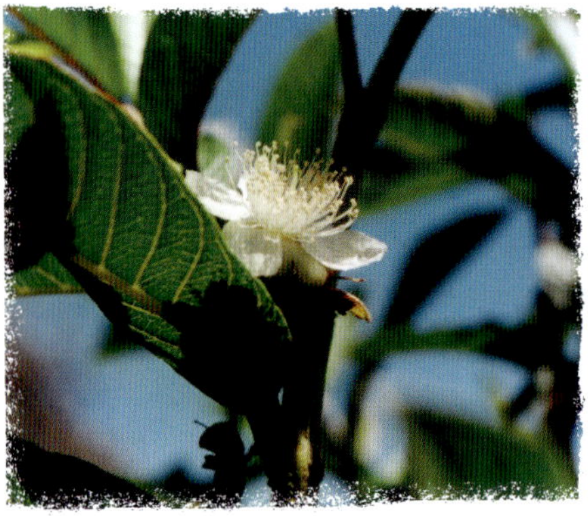

GUAVA

GUAVA
(PSIDIUM GUAJAVA)

Hilfreich bei: Erschöpfung durch Stress, Anspannung, Nervosität und Unruhe | Konzentrationsmangel | zu schnellem Aufgeben angesichts von Schwierigkeiten | Überforderung durch zu viele Einflüsse, Hyperaktivität, ADHS und Kindern mit Lernschwierigkeiten.

Fördert: Fokussierung auf das Wesentliche | persönliche Grundbedürfnisse wahrzunehmen | innere Ruhe und Gelassenheit | eine entspannte Grundhaltung | Kontakt mit der inneren Führung und Weisheit.

Affirmation: Ich bin entspannt, alles hat seine Zeit, alles ist gut, so wie es ist.

ILLAWARRA FLAME TREE
(BRACHYCHITON ACERIFOLIUS)

Hilfreich bei: Entscheidungsschwäche | Scheu vor Verantwortung | Angst vor Zurückweisung und davor, im Stich gelassen zu werden | Unvermögen, verborgene Fähigkeiten zu erkennen und zu nutzen.

Fördert: Vertrauen und Selbstsicherheit | Klarheit über den eigenen Weg | Zulassen und Zeigen von Gefühlen | den Mut, Verpflichtungen einzugehen und wichtige Entscheidungen zu treffen | Entfaltung von kreativen Potenzialen, Einlassen auf die Liebe.

Affirmation: Ich bin schön und stark.

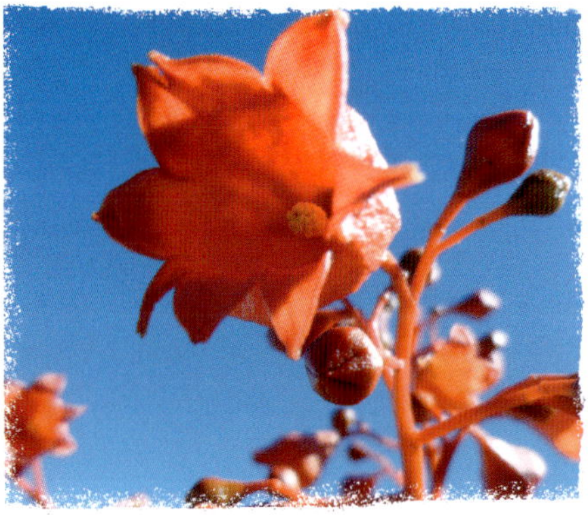

ILLAWARRA FLAME TREE

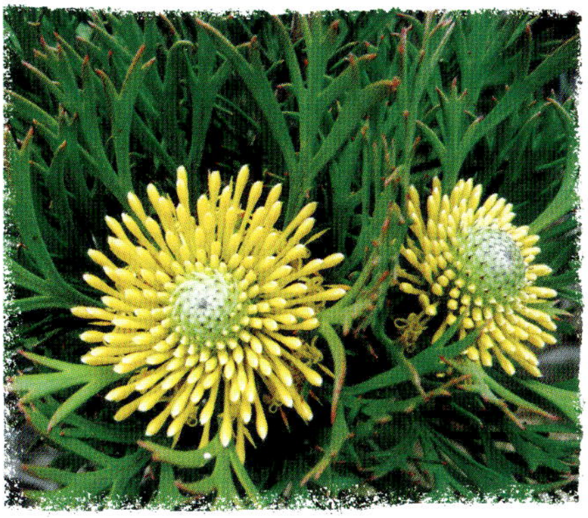

ISOPOGON

ISOPOGON
(ISOPOGON ANETHIFOLIUS)

Hilfreich bei: Überbetonung des Verstands | Intellektualität | emotionaler Kälte | Starrsinn | Blockade der Herzenenergie | Mangel an Mitgefühl und Einfühlungsvermögen | Mangel an Flexibilität und Anpassungsfähigkeit.

Fördert: Akzeptanz und Loslassen der Vergangenheit | neue frische Ideen und Inspirationen | Öffnung des Herzens | Toleranz und Mitgefühl | die Fähigkeit, ohne Kränkung Kritik anderer konstruktiv anzunehmen | die Wertschätzung eigener Gefühle.

Affirmation: Ich akzeptiere mein Leben und öffne mein Herz.

JACARANDA
(JACARANDA MIMOSIFOLIA)

Hilfreich bei: Angst vor Gefühlen und vor Nähe | emotionaler Verwirrtheit | Rastlosigkeit | häufigen Richtungsänderungen | häufigem Wechsel von Partner, Wohnung oder Arbeitsplatz | | Mangel an Selbsteinfühlung und Empathie | Kommunikationsschwierigkeiten.

Fördert: Ruhe, Stetigkeit und Entschlossenheit | Klarheit und intuitive Wahrnehmung | Einfühlungsvermögen und Mitgefühl | Hilfsbereitschaft | Offenheit und Verständnis im Kontakt mit anderen.

Affirmation: Ich erkenne, was ich wirklich brache, um Fülle zu spüren.

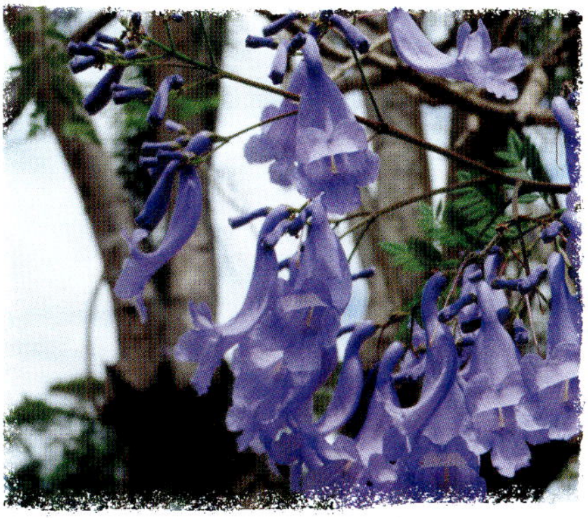

JACARANDA

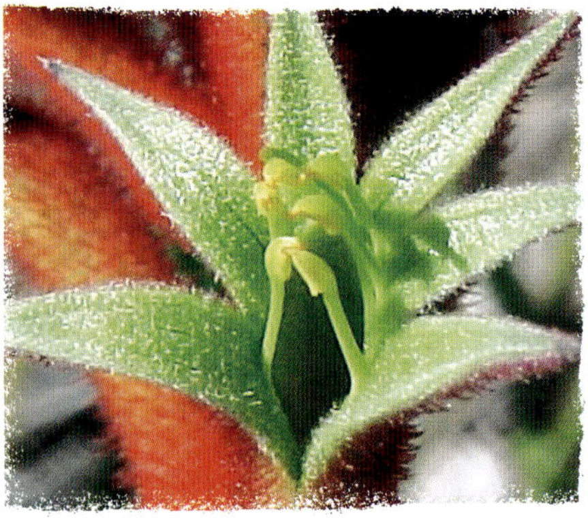

KANGAROO PAW

KANGAROO PAW
(ANIGOZANTHOS MANGLESII)

Hilfreich bei: Einzelgängertum | Unbeholfenheit und Sprunghaftigkeit im Umgang mit anderen | Taktlosigkeit | Gleichgültigkeit und mangelndem Interesse an Kontakten | Schwierigkeiten in der Kommunikation mit Mitmenschen | wenig Erdung.

Fördert: Empathie und Einfühlungsvermögen | Austausch und Verbundenheit | Respekt und Wohlwollen | Verständnis und Bereitschaft zuzuhören | Wahrnehmen und Ausdrücken eigener Bedürfnisse | Vertrauen in Beziehungen, Bodenhaftung und Standhaftigkeit.

Affirmation: Ich bin geerdet und vertraue meiner Wahrnehmung.

LANTANA
(LANTANA CAMARA)

Hilfreich bei: häufiger geistiger Abwesenheit | Unstetigkeit in vielen Bereichen | Schwierigkeiten, Partnerschaften, Freundschaften oder Geschäftsverbindungen aufrechtzuerhalten, da emotionale Tiefe fehlt | Mangel an echter Freude und Hingabe.

Fördert: Bereitschaft und Mut, Tiefe zuzulassen | Vertrauen, sich auf zwischenmenschliche Kontakte mehr einzulassen | Bewusstsein für Verbundenheit | Interesse an Mitmenschen | zielgerichteten Einsatz eigener Energien | Entscheidungsfreude.

Affirmation: Ich öffne mich, um Freundschaft zu leben und zu genießen.

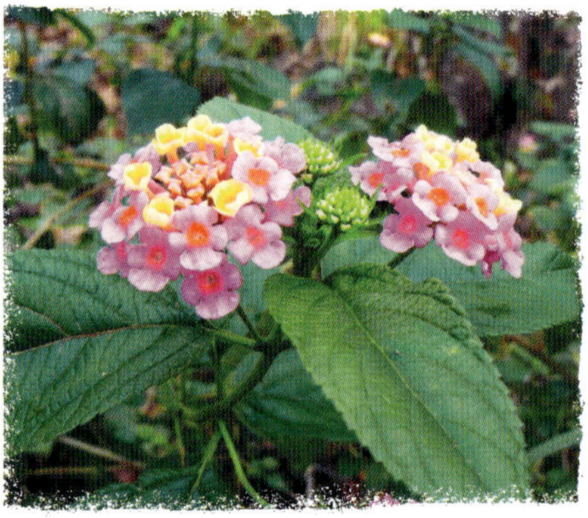

LANTANA

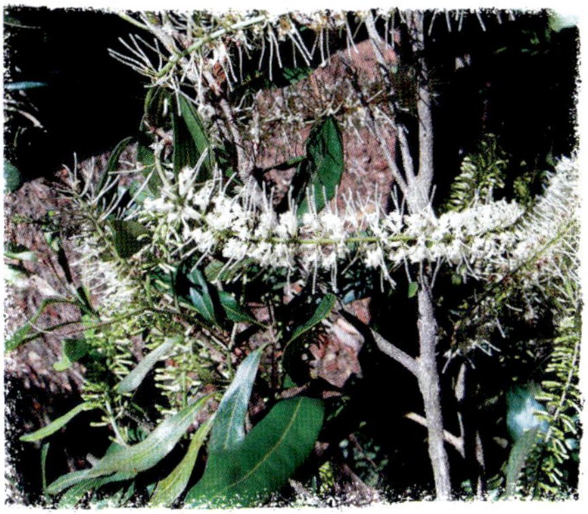

MACADAMIA

MACADAMIA
(MACADAMIA INTEGRIFOLIA)

Hilfreich bei: Schuldgefühlen | Neid und Eifersucht | Mangel an Selbstvertrauen und Selbstakzeptanz | starkem Äußeren, das eine sensible innere Natur schützt | sehr emotionalem Projizieren eigener ungelöster Probleme

Fördert: Selbstvertrauen und Lebensfreude | Überwindung von hinderlichen Projektionen (Eifersucht, Kritiksucht) | Loslassen alter Verletzungen und Muster | Verständnis, Respekt und Toleranz | konstruktives Denken und Handeln, Vergebung und Loslassen, Bewusstsein für die Dinge, die das Leben fördern

Affirmation: Ich liebe mich und vergebe mir selbst.

MANNA GUM
(EUCALYPTUS VIMINALIS)

Hilfreich bei: Einengung durch zu hohe Ansprüche und Erwartungen | hoher Selbstanforderung mit strengen, selbst auferlegten Regeln | Schwierigkeiten, den Augenblick wahrzunehmen und zu genießen | Pedanterie | Gefangensein in Gewohnheiten.

Fördert: Befreiung aus zu engen Strukturen | Spontaneität | Freude am Jetzt | Leichtigkeit, Gelassenheit und Toleranz | Vertrauen in den Fluss des Lebens | Öffnung für neue Möglichkeiten und erfüllende Begegnungen.

Affirmation: Ich bin frei und lebe spontan aus dem Augenblick.

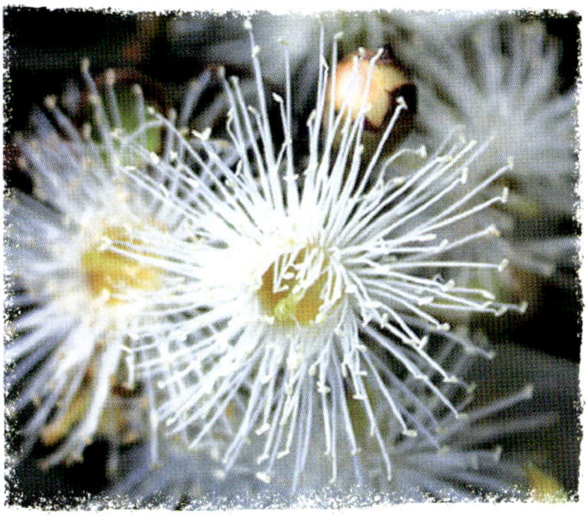

MANNA GUM

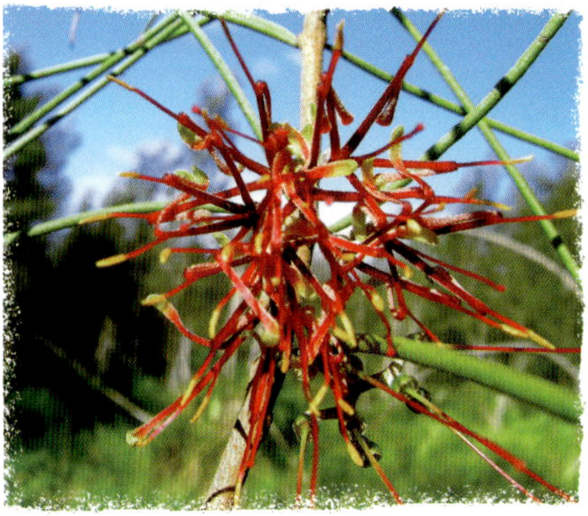

MISTLETOE

MISTLETOE
(AMYEMA CAMBAGEI)

Hilfreich bei: Zukunftsangst I Überempfindlichkeit I Stimmungsschwankungen I Abhängigkeit und Bedenken, auf eigenen Füßen zu stehen I zu starker Anpassung an nahestehende Personen.

Fördert: Unabhängigkeit I Ichstärke und Selbstvertrauen I emotionale Stabilität I Fähigkeit, Krisen zu meisternI Selbstständigkeit I Entscheidungsstärke I Mut, zu sich selbst zu stehen I Vertrauen in das eigene Potenzial.

Affirmation: Ich vertraue auf die Kräfte in mir.

MOUNTAIN DEVIL
(LAMBERTIA FORMAOSA)

Hilfreich bei: Wut, Groll und Ärger I Selbstzweifel I wenig Lebensfreude und Liebe im Leben I Scheuklappen vor den Augen I Pessimismus aufgrund schlechter Erfahrungen aus der Vergangenheit.

Fördert: Vergebung für sich und andere I Akzeptieren und Loslassen der Vergangenheit I Achtung, Respekt und Dankbarkeit für das, was ist I Gleichmut und Freude am eigenen Sein I Liebe zum Hier und Jetzt I Freude I das Leben genießen zu können.

Affirmation: Ich würdige mein Schicksal und nehme es an.

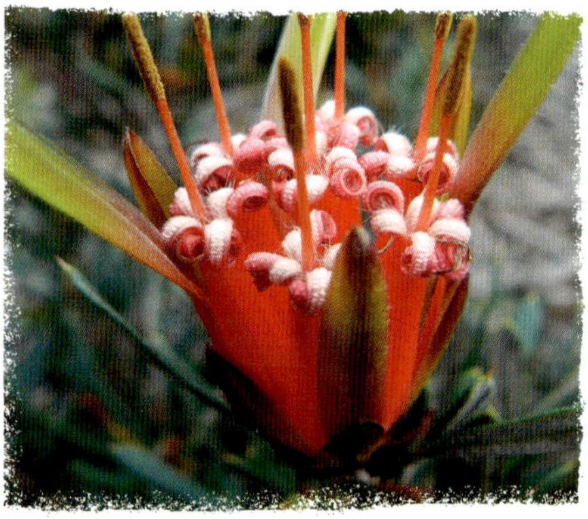

MOUNTAIN DEVIL

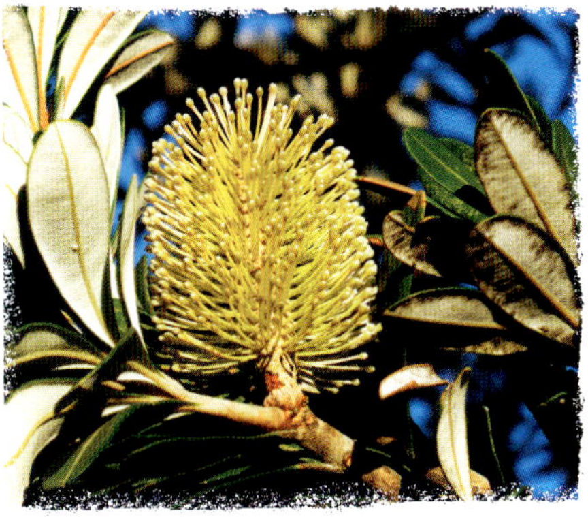

OLD MAN BANKSIA

OLD MAN BANKSIA
(BANKSIA SERRATA)

Hilfreich bei: Entmutigung und Frustration | Energiemangel nach vielen Rückschlägen | Schuldgefühlen | Schwierigkeiten, etwas abzusagen, ohne sich schuldig zu fühlen | Schwerfälligkeit und Müdigkeit.

Fördert: Mut zur Neugestaltung | Erkennen und Umsetzen von eigenen Bedürfnissen | Abgrenzung und Durchsetzung persönlicher Wünsche | Vitalität | Interesse und Begeisterung für das Geschenk des Lebens.

Affirmation: Ich gestalte mein Leben neu.

OLIVE
(OLEA PANICULATA)

Hilfreich bei: Erschöpfung durch Überarbeitung | Überforderung und permanentem Zeitmangel | Burn-out ohne geistige und physische Reserven | Versagensängsten | zu vielen Gedanken | Unfähigkeit, eigene Bedürfnisse wahrzunehmen und Bitten auszusprechen.

Fördert: Selbsteinfühlung | Lebensfreude und Vitalität | Abgrenzung ohne Schuldgefühle | Selbstachtung | Befriedigung eigener Bedürfnisse | neues Interesse am Leben | Liebe, Leidenschaft und Faszination für das Leben.

Affirmation: Ich achte mich und gönne mir, was ich wirklich brauche.

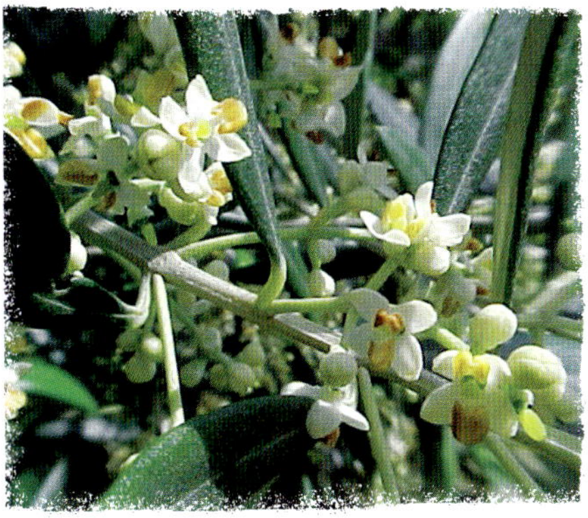

OLIVE

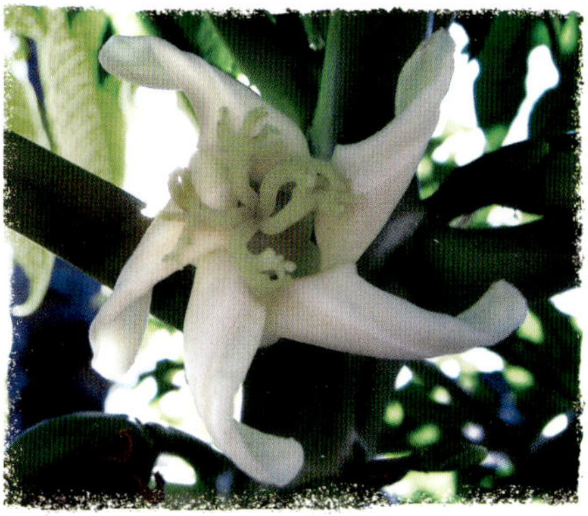

PAPAYA

PASSION
(PASSIFLORA MOLLISSIMA)

Hilfreich bei: Scheu und Schüchternheit | Mangel an Selbstliebe | Überforderung durch starke Fürsorge für andere | Unausgeglichenheit | Neigung, sich zu verzetteln | depressiver Grundstimmung.

Fördert: Erholung von emotionalem Schmerz und Erschöpfung | Lebendigkeit und Lebenslust | Konzentration auf die Entfaltung bisher unbekannter Potenziale | neue Inspirationen, Ziele und Aufgaben zu finden | Kreativität und leidenschaftliches Eintauchen in neue erfüllende Möglichkeiten.

Affirmation: Mit Vertrauen ins Leben tauche ich leidenschaftlich ins Leben ein.

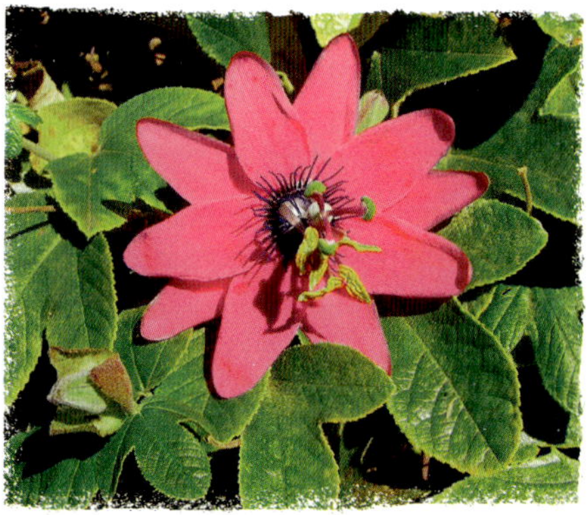

PASSION

PAPAYA
(CARICA PAPAYA)

Hilfreich bei: Widerstand gegen Neues | Zurückschrecken vor Hindernissen und Problemen | Angst vor Veränderung und Versagen | Überforderung | Entscheidungsschwäche | Mutlosigkeit | Mangel an Vertrauen.

Fördert: Kreativität und Schöpferkraft | Mut und Tatendrang | Spontaneität und Entscheidungskraft | Intuition und Selbstvertrauen | innere Ruhe und Klarheit | Geduld und Zuversicht in die Entwicklung kreativer Talente.

Affirmation: Ich bin Schöpfer und Gestalter meiner Zukunft.

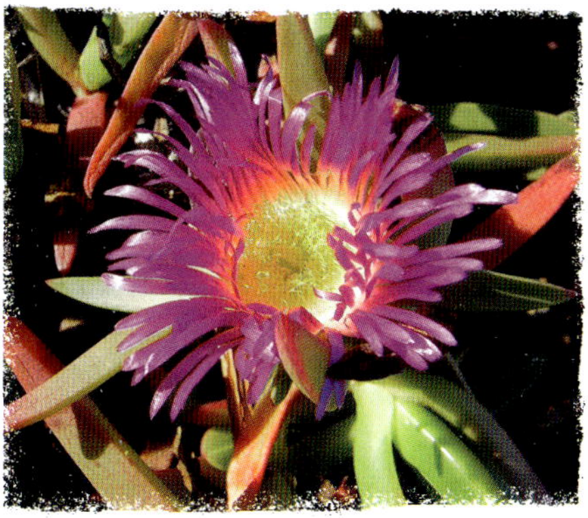

PIGFACE

PIGFACE
(CARPOBROTUS GLAUCESCENS)

Hilfreich bei: schneller Verletzlichkeit und dem Gefühl, ausgenutzt zu werden | starker Anhaftung an die Vergangenheit | Abhängigkeit von anderen | Suche nach Bestätigung | Mangel an Selbstwertschätzung | Schwierigkeiten, inneren Impulsen zu folgen.

Fördert: alte Verletzungen loszulassen | Fähigkeit, das Leben als Geschenk anzunehmen und tiefer zu genießen | Selbstsicherheit und Unabhängigkeit | positive Lebenseinstellung | die täglichen Begegnungen erfüllender zu erleben.

Affirmation: Ich bin unabhängig und genieße das Leben.

PITTOSPORUM
(PITTOSPORUM UNDULATUM)

Hilfreich bei: Stimmungsschwankungen und Unausgeglichenheit | Angst vor Veränderungen | Wechseljahrsproblemen | der Überwindung von Lebenskrisen und Übergängen | Partnerschaftsproblemen.

Fördert: Integration männlicher und weiblicher Seelenanteile | Wahrnehmung und Ausdruck von Gefühlen | Empathie und Mitgefühl | Verständnis für den Partner und seine Nöte | sexuelle Freude | Bewältigung von Veränderungen.

Affirmation: Ich würdige, was in mir vorgeht, und vertraue dem Leben.

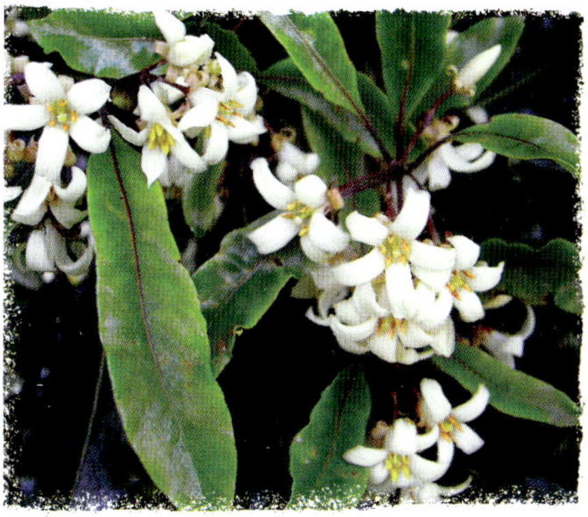

PITTOSPORUM

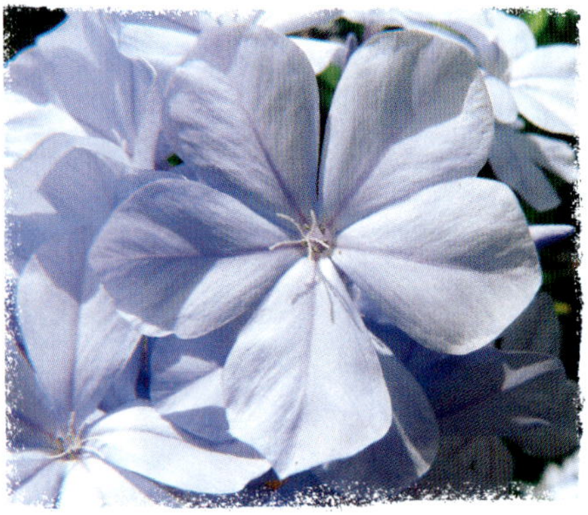

PLUMBAGO

PLUMBAGO
(PLUMBAGO ZEYLANICA)

Hilfreich bei: unterdrücktem Zorn und Ärger | Angst, so zu sein, wie man ist | bei Gefühlen des Eingeengtseins | Konflikten mit Familienmitgliedern, Kollegen und Freunden | Verzettelung aufgrund zu vieler Verpflichtungen | Mangel an Durchsetzungskraft.

Fördert: verschärfte Selbstwahrnehmung und freien Gefühlsausdruck | den Mut, Grenzen zu setzen und Dinge klar auszusprechen | Selbstbewusstsein | Freisetzung von Vitalität und Lebenskraft.

Affirmation: Ich bin frei wie der Wind.

RED GREVILLEA
(GREVILLEA SPECIOSA)

Hilfreich bei: Groll und Starrköpfigkeit | Festhalten an materiellen Dingen | Gefühlen der Ausweglosigkeit oder des Gefangenseins in einer aussichtslosen Situation | Unfähigkeit, seinen Kurs zu ändern | Widerstand, konstruktive Kritik anzunehmen | Übersensibilität.

Fördert: Mut und Selbstachtung | Offenheit für Veränderungen | Gelassenheit und Verständnis gegenüber dem Denken anderer | Selbstbewusstsein | Kraft, Dinge zu verändern | Frohsinn und Zufriedenheit durch Wertschätzung sozialer Bindungen.

Affirmation: Ich vertraue meiner Intuition und gehe auf andere zu.

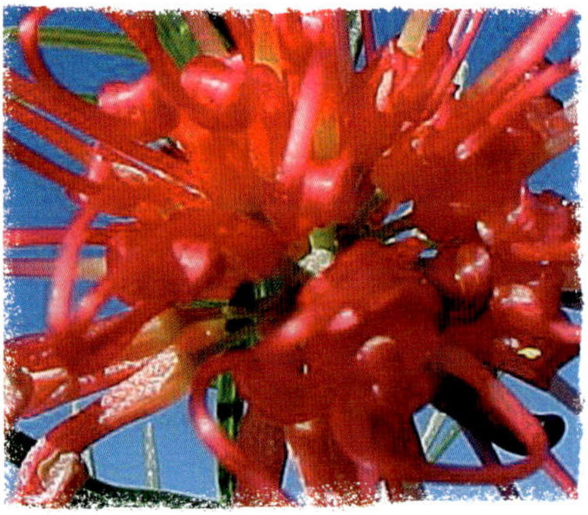

RED GREVILLEA

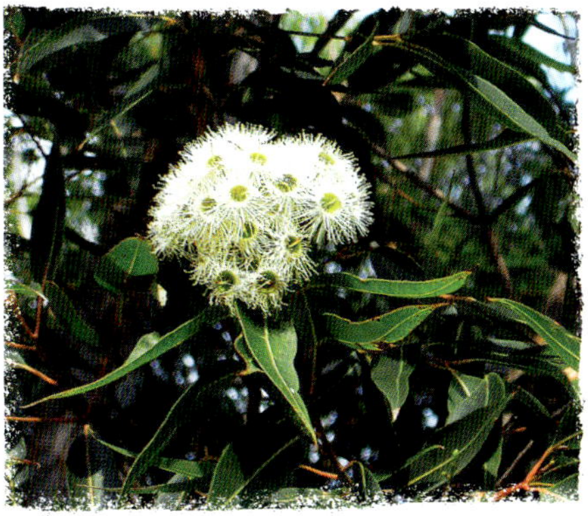

RIBBON GUM

RIBBON GUM
(EUCALYPTUS ELATA)

Hilfreich bei: Überarbeitung | zu hohen Erwartungen an sich selbst | Angst vor Ablehnung und Einsamkeit | Kommunikationsschwierigkeiten, weil man sich vor einer Aussprache drückt | Besitzanspruch und Eifersucht in Beziehungen.

Fördert: offene, ehrliche Kommunikation | Empathie | klare Darlegung von eigenen Standpunkten und Bedürfnissen | Vermeidung von Urteil und Wertung | Verbundenheit durch bessere Verständigung | tiefere und erfüllendere soziale Verbindungen.

Affirmation: Ich bin in Verbindung mit meinen Gefühlen und Bedürfnissen.

SENSITIVE PLANT
(MIMOSA PUDICA)

Hilfreich bei: Scheu | Angst vor Verletzungen | Überempfindlichkeit und Unsicherheit | Beziehungsstörungen | Mangel an sexuellem Interesse | Mangel an Vertrauen in sich und andere.

Fördert: Vergangenheitsbewältigung | Vergebung | das Annehmen dessen, was war | den Mut, neue Wege zu gehen | Vertrauen in die Intuition und noch unentdeckte Potenziale | das Vertrauen in den Fluss des Lebens | wiederentdeckte Freude an Sexualität.

Affirmation: Ich bin mutig und vertraue dem Leben.

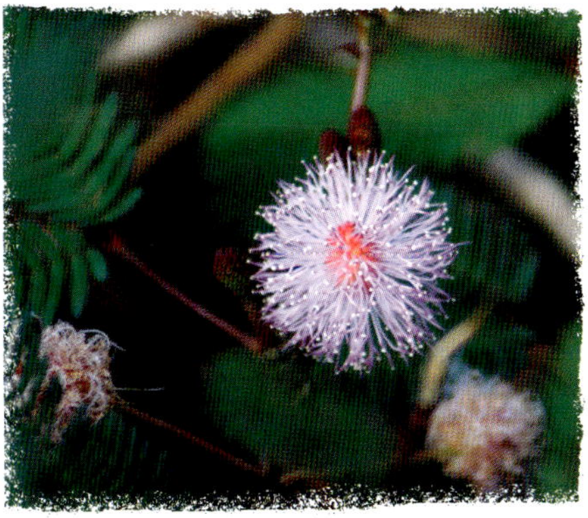

SENSITIVE PLANT

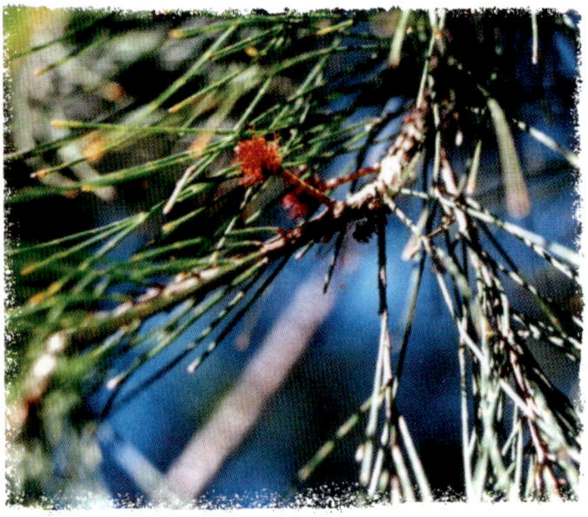

SHE OAK FEMALE

SHE OAK FEMALE
(PODOCARPUS ELATUS)

Hilfreich bei: Mutterkonflikt ❙ Beziehungsproblemen ❙ Hormonstörungen ❙ unerfülltem Kinderwunsch ❙ Versagensängsten ❙ Mangel an innerer Stabilität ❙ Angst vor weiblichen Seelenanteilen ❙ Gefangensein in kindlichem Verhalten.

Fördert: die Stärkung des weiblichen Urvertrauens ❙ Vertiefung der Partnerschaft ❙ psychische und physische Stabilität ❙ Fruchtbarkeit ❙ Schöpferkraft und Belastbarkeit ❙ das Erkennen der eigenen Schönheit ❙ Sicherheit und Vertrauen ❙ die Bereitschaft, Konflikte empathisch zu lösen.

Affirmation: Meine weibliche Seite ist sicher und stark.

SHE OAK MALE
(PODOCARPUS ELATUS)

Hilfreich bei: Vaterproblematik ❙ innerem Chaos ❙ Verweichlichung ❙ Problemen mit männlichen Energien ❙ Schwierigkeiten, zu vertrauen und tiefe Gefühle zu teilen ❙ sexueller Unsicherheit ❙ Schwäche ❙ Angst vor Enttäuschungen.

Fördert: Stärkung der männlichen Kraft ❙ Mut und Durchsetzungsvermögen ❙ Wertschätzung und Selbstakzeptanz ❙ Auflösung alter Verspannungen ❙ Öffnung für die Erfahrung der Fülle der Natur ❙ innere Freiheit und Zuversicht.

Affirmation: Ich bin Herr meiner Vergangenheit, Gegenwart und Zukunft.

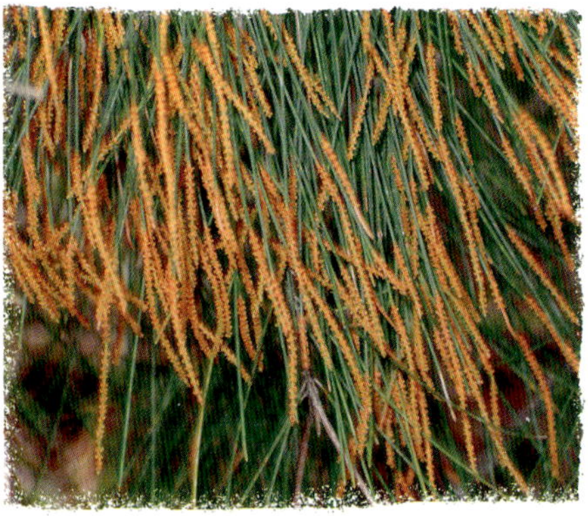

SHE OAK MALE

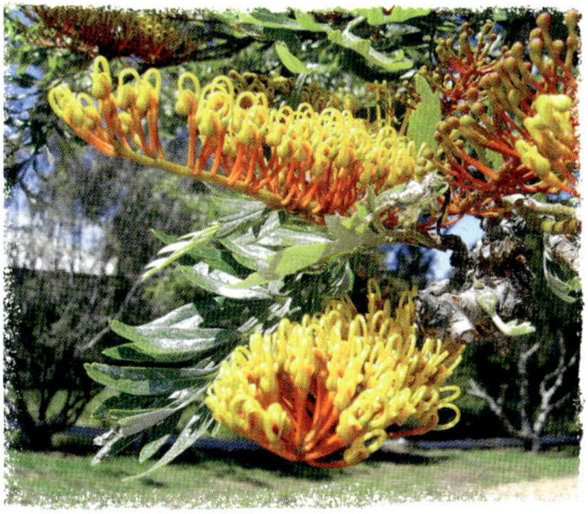

SILKY OAK

SILKY OAK
(GREVILLEA ROBUSTA)

Hilfreich bei: Ziellosigkeit | Blockaden durch alte Traumata | Gefühle von Hoffnungslosigkeit, Frustration und Verlorensein | Schuldgefühlen.

Fördert: Befreiung von destruktiven Gefühlen | Bewusstsein für neue Möglichkeiten | die Fähigkeit, Grenzen zu sprengen und neue Räume zu erobern | das Einlassen auf Gefühle und neue Verbindungen.

Affirmation: Ich fühle mich klar und vertraue in meine Kraft.

SLENDER RICE
(PIMELA LINIFOLIA)

Hilfreich bei: Misstrauen | übertriebenem Ehrgeiz | Eifersucht | Intoleranz | Engstirnigkeit | Angst vor Ablehnung.

Fördert: Demut und Dankbarkeit | Kooperationsbereitschaft | das Respektieren und Anerkennen anderer | Zuversicht und Vertrauen in die Entwicklung individueller Möglichkeiten und Talente.

Affirmation: Ich akzeptiere andere und mich selbst.

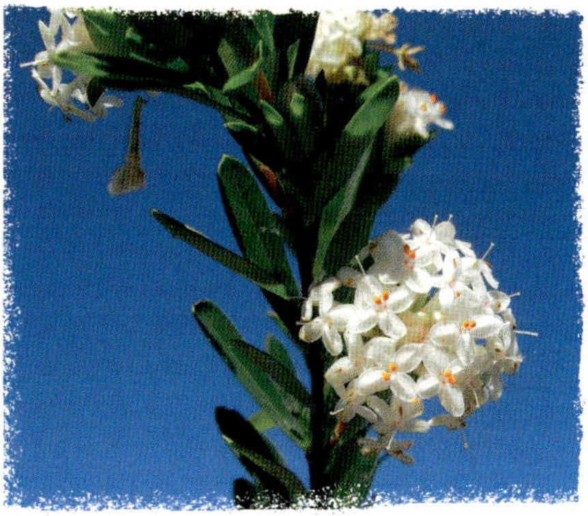

SLENDER RICE

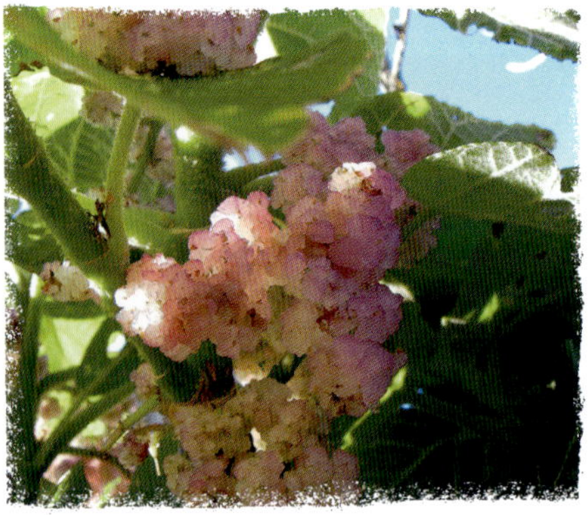

STINGING TREE

STINGING TREE
(DENDROCNIDE EXCELSA)

Hilfreich bei: Verbitterung | Ungeduld | Verschlossenheit | Vermeidung von Kontakt | Angst vor Gefühlen | ständigem Suchen nach Bestätigung | wenig Selbsteinfühlungsvermögen | Intoleranz | kritisierendem, oft verletzendem Auftreten.

Fördert: Selbstreflexionsfähigkeit | Mitgefühl | den Respekt für sich selbst und andere | Verständnis und Geduld mit sich und anderen | Empathie und Anteilnahme an den Nöten anderer | die Verbindung mit den eigenen Gefühlen und Bedürfnissen | den Mut, auf andere zuzugehen.

Affirmation: Ich achte mich selbst und andere.

SUNSHINE WATTLE
(ACACIA TERMINALIS)

Hilfreich bei: Schwarzmalerei, Pessimismus und Zweifel am Sinn des Lebens | Festhängen an der Vergangenheit | versperrtem Blick für das Schöne | Mangel an Dankbarkeit und Respekt vor dem Geschenk des Lebens.

Fördert: Optimismus, Dankbarkeit und Lebensfreude | Zuversicht | Lust und Freude am Leben | Fähigkeit, die kleinen Dinge im Hier und Jetzt zu erkennen und zu genießen | Mut, kreativ Neues zu erschaffen.

Affirmation: Ich lebe dankbar und mit Freude im Herzen.

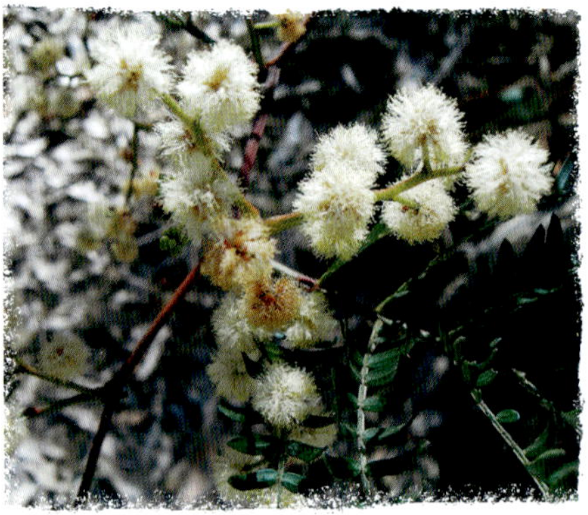

SUNSHINE WATTLE

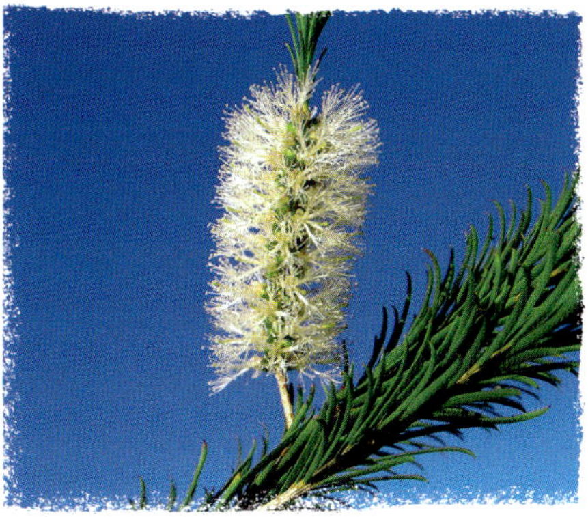

TEA TREE

TEA TREE
(MELALEUCA ERICIFOLIA)

Hilfreich bei: geistigen Qualen und Verwirrung | Neigung, sich in Kleinigkeiten zu verzetteln und keine Lösungen zu finden | Angst, Sorgen und Grübeln | Erschöpfung | tief sitzender Traurigkeit.

Fördert: konstruktives Denken | intuitive Klarheit | Vertrauen in die eigenen Fähigkeiten | Überwindung alter Blockaden | Mobilisierung neuer Kräfte, um erfüllendere Wege zu beschreiten.

Affirmation: Alles ist gut, so wie es ist. Ich muss nirgendwo hin, denn ich bin schon da.

WARATAH
(TELOPEA SPECIOSISSIMA)

Hilfreich bei: Hoffnungslosigkeit, Verzweiflung | tiefer Traurigkeit | Lebenskrise, die kein Ende nimmt.

Fördert: Akzeptanz der Umstände | Optimismus | Zuversicht in einen Neuanfang | Wiederfinden des persönlichen Glaubens an die eigene Kraft | Mut, konstruktive Entscheidungen zu treffen.

Affirmation: Ich bin zuversichtlich und glaube an mein Potenzial.

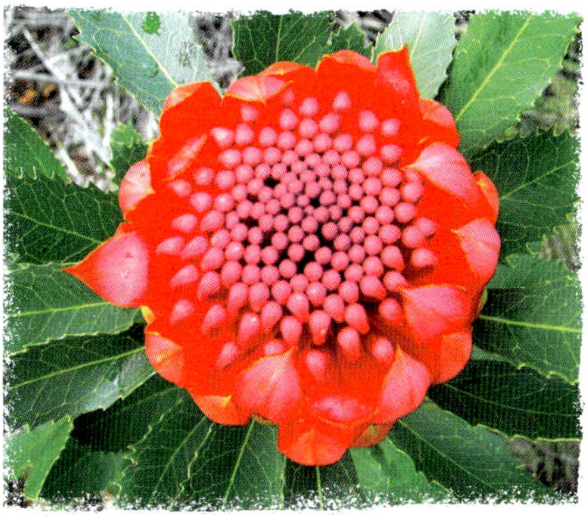

WARATAH

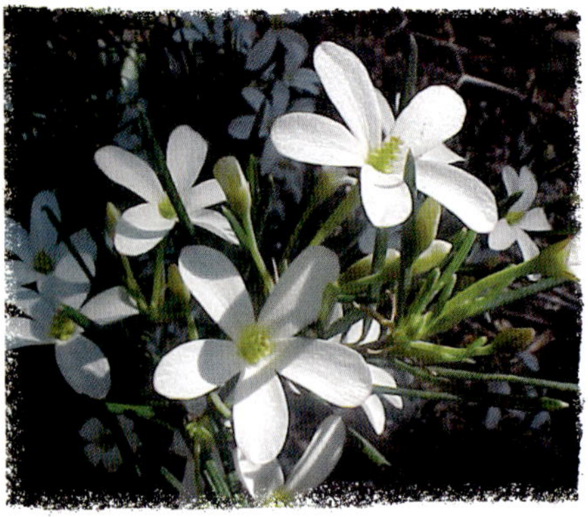

WEDDING BUSH

WEDDING BUSH
(RICINOCARPUS PINIFOLIUS)

Hilfreich bei: Angst vor Verantwortung | Bindungsangst (Partner, Freunde, Beruf) | Schwierigkeiten, männliche und weibliche Seelenanteile zu integrieren | Entscheidungsschwäche | Unausgeglichenheit | Mangel an Selbstwertgefühl.

Fördert: Klärung des Lebensziels | Mut für Entscheidungen | Fähigkeit, Verbindungen aufzubauen und sich einzulassen | Vertrauen | Öffnung für Gefühle und tiefere zwischenmenschliche Beziehungen.

Affirmation: Ich treffe Entscheidungen und übernehme Verantwortung.

WILD ROSE
(ROSA CANINA)

Hilfreich bei: dem Gefühl, vom höheren Selbst oder der eigenen Intuition abgeschnitten zu sein | Ziellosigkeit | wenig Hoffnung auf Besserung der Umstände | Sehnsucht nach Lebenssinn und Wachstum.

Fördert: Lebensfreude | Freiheit und Leichtigkeit | neue Freundschaften | neues Interesse am Leben | Optimismus | Anbindung an die Intuition | Öffnung des Herzens | Fluss der Liebe und des Mitgefühls | Erfüllung.

Affirmation: Ich liebe das Leben und das Leben liebt mich.

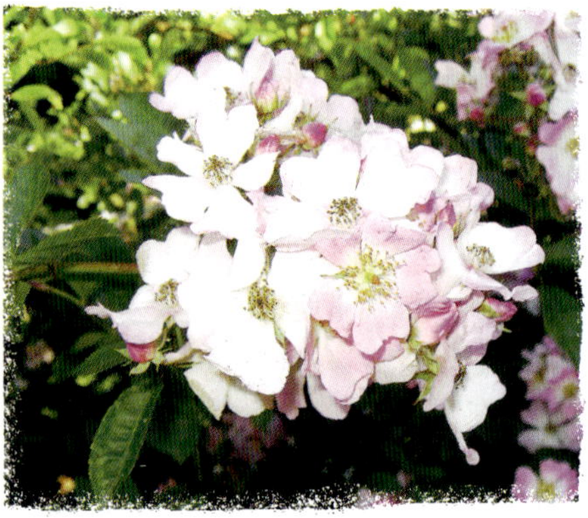

WILD ROSE

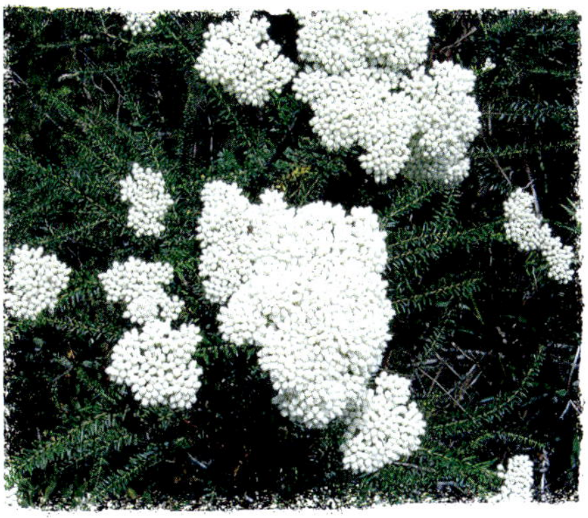

WORRAI

WORRAI
(OZOTHAMNUS DIOSMIFOLIUS)

Hilfreich bei: Blockaden und Selbsteinschränkungen | Platzangst | Angst, auch einmal ein Risiko einzugehen | Einsamkeit und geistiger Abwesenheit | Unsicherheit und Schwäche | Furcht vor dem Dunklen und Unbekannten | Mangel an Selbstliebe und Selbstvertrauen.

Fördert: eine breitere Perspektive | Kontaktfreude | Klarheit und Selbstsicherheit | Mut und Kraft, um Ängste zu überwinden und sich auf Neues einzulassen | Freude an Menschen | Entdecken von Gefühlen der Verbundenheit.

Affirmation: Mein Horizont ist endlos, meine Möglichkeiten sind unbegrenzt.

Vier Grundprinzipien für ein erfülltes Leben

»Das Leben feiern heißt, gemeinsam das Lachen zu lachen und die Tränen zu weinen.«

Letztlich sind es vier Grundprinzipien, deren Kenntnis und Umsetzung ein reiches Leben ermöglichen und es nähren: Fülle, Liebe, Gesundheit und Schöpferkraft. Wenn diese vier Prinzipien eine feste Verankerung in unserem Bewusstsein haben und immer wieder als »Geschmack auf der Zunge« präsent sind, dann schaffen wir ein Feld, das das Leben erleichtert. Die Wildblüten-Essenzen verfeinern unser energetisches Schwingungsfeld und erweitern unser Bewusstsein, sodass wir die vier Prinzipien immer tiefer verankern.

Fülle

Wir »haben« schon viel mehr, als uns im Alltag bewusst ist. Schätzen zu lernen, was uns selbstverständlich erscheint, lässt Fülle noch wachsen. Es macht uns dankbar für das Leben, das wir mit allen Sinnen erfahren dürfen, für die Menschen, mit denen wir es teilen, für alle Wege, auf die uns das Leben schickt, und für die Natur, in die wir eingebettet und deren Teil wir sind.
Wir dürfen uns immer wieder voller Dankbarkeit verneigen vor alldem, was wir haben und sein dürfen. Finger, die sich bewegen, Füße, die uns tragen, ein Dach über dem Kopf usw. Wir sind in einer wunderbaren und völlig abgesicherten Situation. Wir sollten ernsthafter als bisher die Fülle wahrnehmen und wertschätzen und nicht müde werden, das Leben in Freude zu feiern.

Liebe

Von dort ist es nur ein kleiner Schritt zur großen Liebe. Die Liebe zu den Menschen, zu mir selbst, zu allem was ist. Liebe bedeutet – dankbares Annehmen dessen, was ist. Es bedeutet, sich in Würde zu verneigen vor den Geschenken, die wir in jedem Augenblick staunend auspacken dürfen und dabei laut »Ja« zu sagen. Wenn wir Ja zu unserem Leben sagen, mit ihm einverstanden sind, ruhen wir in der Liebe zu uns selbst und können auch unsere Mitmenschen lieben. Ich liebe das Leben und das Leben liebt mich. Ich darf so sein, wie ich bin.

Gesundheit

Das Gewahrsein der Fülle, in der wir sein und die wir haben dürfen, und das dankbare und liebevolle Annehmen unserer Vergangenheit und Gegenwart bildet die Grundlage für eine stabile Gesundheit. Gesundheit ist unser Geburtsrecht. Sie zu erhalten unsere Aufgabe.

Schöpferkraft

Die Gesundheit ist die Voraussetzung dafür, dass wir unsere Schöpferkraft zur Entfaltung bringen. Das Universum will sich durch uns erfahren. Das Einzigartige, das in jedem von uns lebendig ist, wartet darauf, sich kreativ auszudrücken und einen Beitrag zu leisten für den Fortbestand des Lebens auf diesem Planeten und seine unglaubliche Vielfalt und Schönheit.

»Träume nicht von Freiheit – nimm sie dir!«

Jenseits des Denkens

Wie wir gesehen haben, gibt es viele und individuell ganz verschiedene Möglichkeiten, sich von einem erfüllten Leben abzuschneiden oder auf Hindernisse zu stoßen, die die Anbindung an das Lebensglück versperren.

Noch immer sind wir der Vorstellung vom »Ernst des Lebens«, dem Konkurrenzdenken, dem Brav- und Angepasstsein stark verhaftet, wenn nicht sogar verpflichtet. Freude, Spaß, Gelöstheit, Wohlgefühle und Glück werden als Wegweiser zum eigenen Lebensziel nicht wirklich gewürdigt.

Die eigenen wahren Bedürfnisse zu erkennen, sie ernst zu nehmen und sich aufzumachen, sie voller Lust und Begeisterung zu erfüllen, scheint da ein fast revolutionärer Schritt, der die gesamte Gesellschaft ungemein bereichern könnte. Und wir alle können auf unsere ureigene Weise dazu beitragen, indem wir losziehen und lernen, uns selbst wirklich zu ergründen. Vielleicht entdecken wir, dass unsere eigentlichen Wünsche viel mehr auf mitmenschlichen Austausch, auf Gleichgewicht, Vernetzung und Harmonie ausgerichtet sind, als wir denken und es uns in unserer Gesellschaft erlaubt wird zu leben. In der Zeit der Selbsterforschung bietet die Anbindung an die Urkraft der Natur, die alles Sein durchwebt, großen Rückhalt. Die Natur erwartet nichts von uns, sie durchschwingt uns einfach – allein deshalb ist der Aufenthalt in ihr schon so entspannend und heilsam, weil wir nichts sein müssen und vieles lassen dürfen.

Wir Menschen sind an einem Punkt angekommen, an dem unser Intellekt unserer Entwicklung als Individuum weit vorausgeeilt ist. Denken allein genügt jedoch nicht – wenn wir im Gleichgewicht sein wollen, müssen wir unsere Intuition, unsere Instinkte auch mit einbinden in unsere Entwicklung, sie wichtig nehmen.

Das Wunderwerk des Körpers bedarf in all seinen Facetten sicherlich keiner weiteren physiologischen Ausführungen. Perfekt und unablässig dient unser System uns in so berauschender Weise, dass wir eigentlich singend und lachend durch den Tag tanzen müssten.

Obwohl wir alles für ein außergewöhnliches Leben Notwenige mitbekommen haben, ist vielen von uns der Geschmack von Fülle und Leichtigkeit über die Jahre abhanden gekommen. Enge, einschränkende Strukturen, Ansprüche und Erwartungshaltungen bestimmen unser Leben, kosten uns Freiheit und tragen die immer größere Gefahr eines normopathischen (unerfüllt abgelebten) Lebens in sich. Projektionen und Kompensationsmechanismen lenken uns nur allzu gerne vom Wesentlichen ab, sodass kaum Raum

bleibt, das wahre Potenzial unserer Möglichkeiten auszuschöpfen.
Vertrauen in die eigenen Kräfte, Ressourcen und Möglichkeiten kann wieder entdeckt und gezielt gestärkt werden. Moderne Quantenphysik, Epigenetik, neuste Erkenntnisse der Placeboforschung, aber auch das überlieferte Heilwissen asiatischer Kulturen, allen voran die spirituellen Weisheitslehren der Tibeter, beweisen, welch ungeheure Potenziale in jedem von uns ungenutzt schlummern.
Der Anschluss an die Quelle unseres Seins ist interessanterweise nicht über unseren Verstand möglich, dazu müssen wir uns einer anderen Kraft überlassen, die über das Denken hinausführt. Die australischen Wildblüten-Essenzen stehen uns auf dieser Reise als hilfreiche Begleiter zur Seite, jede steht mit einem anderen wirkreichen Aspekt der allumfassenden Schöpferkraft bereit, sie jeweils auch in uns zu entfachen, zu stärken und zu verankern.
Die Zeit ist reif für grundlegende Veränderungen. Die Intelligenz unseres Körpers mit der uns innewohnenden (und allem, was ist, verbundenen) Weisheit zeigt uns bereits überdeutlich den Weg. Die Kraft der Natur, wie sie uns von den Wildblüten-Essenzen übertragen wird, steht uns auf diesem Weg hilfreich zur Seite. Die Essenzen stärken dabei die drei wichtigsten Verbindungen, die für ein erfülltes Leben nötig sind: Verbindung zur Natur, Verbindung zu uns selbst – Verbindung zu anderen Menschen.
Diese Verbindungen nähren uns und lassen innere Weisheit fließen. Daraus können wir schöpfen, um kraftvoll und ernsthafter als bisher Notwendigkeiten zu erkennen, Entscheidungen zu treffen und nachhaltig Veränderungen umzusetzen. Veränderungen, die es uns ermöglichen, inmitten der alltäglichen Herausforderungen zu einem erfüllten und gelungenen Leben zu finden und dabei gleichzeitig das Leben anderer zu bereichern. Das Leben anderer Menschen zu erleichtern und es etwas reicher zu machen ist eine der schönsten Aufgaben, die sich ein Mensch stellen kann.

Anhang

Die Anwendung der Wildblüten-Mischungen

Juta Stepanovs hat über das überlieferte Heilwissen der Aborigines und aus ihrem eigenen intuitiven Erfassen der Wirkweise der Buschblüten heraus 18 Blends (Mischungen) zusammengestellt, die helfen sollen, anstehende Lebensthemen zu erkennen und einer inneren Weisheit folgend zu lösen. Die jeweils fünf enthaltenen Blütenessenzen schließen sich zu einem bestimmten Wirkkreis zusammen und ergänzen einander hilfreich. Sie haben klärenden und reinigenden Einfluss.

Blütenessenz-Kombinationen für die innere Anwendung (Vitalsprays)

15 fein abgestimmte Blütenessenz-Kombinationen hat Juta Stepanovs als sog. Vitalsprays für die innere Anwendung zusammengestellt. Die einzelnen Blends werden in diesem Buch in Kapitel 2 (ab Seite 29) ausführlicher vorgestellt.

Die Vitalsprays werden täglich mehrmals in den Mund gesprüht (dreimal täglich einen Sprühstoß, plus mehr bei Bedarf). Ein Sprühstoß enthält drei Tropfen der Mischung, die durch die feine Zerstäubung direkt von der Mundschleimhaut aufgenommen werden.

Blütenessenz-Kombinationen für die äußere Anwendung (Aurasprays)

Eine Kombination aus Aroma- und Wildblüten-Essenzen brachte 15 Blütenessenz-Kombinationen für die äußere Anwendung (Aurasprays) hervor. Sie enthalten neben den australischen Wildblüten bestimmte ätherische Öle, die die Wirkweise der Blütenessenzen unterstützen. Sie werden ausschließlich äußerlich angewendet, als feine Sprühnebel, die wohltuend und klärend auf das Emotionalfeld einwirken und durch ihren feinen Duft sofort tief durchatmen lassen.

Bei den Aurasprays – sie enthalten neben den jeweils fünf Blüten noch von Juta Stepanovs selbst destillierte australische Naturöle – sprühen wir den Bereich um unseren Körper ein: So wird die Aura von Emotionen (eigenen und auch fremden) gereinigt, die sich dort ansammeln können und uns davon abhalten, wir selbst zu sein. Fünf bis zehn Stöße des Aurasprays dreimal täglich (bei Bedarf auch öfter) über dem Kopf versprühen und im feinen Nebel »baden«. Wem der Begriff »Aura« noch sehr fremd ist, sollte sich zunächst auf die Einnahme der Vitalsprays konzentrieren – der Effekt ist derselbe: Die Mischungen versetzen uns in die Lage, gesunde starke Felder in uns aufzubauen.

Blütenessenz-Kombinationen für Räume (Umweltsprays)

Auch als »Umweltsprays« werden die Blütenessenz-Kombinationen für Räume (Raumsprays) bezeichnet, von denen es drei Mischungen – Reinigung (Purification), Schutz (Protection) und Kommunikation (Understanding) – gibt.

Juta Stepanovs erkannte, dass die Atmosphäre eines Raumes lebensfördernd oder einschränkend sein kann. Die Energiesignatur eines Raumes lässt sich durch die feinstofflichen Aerosole der Wildblütenumweltsprays verändern. Deshalb ist es wichtig, diese energetisch zu klären, einen Schutz aufzubauen oder eine Atmosphäre zu schaffen, damit Gespräche harmonischer und erfüllender ablaufen können.

Auch die Blütenessenz-Kombinationen für Räume (Umweltsprays) enthalten je fünf Blütenessenzen, dazu kommen natürliche Aromaöle (darunter Orange, Zedernholz, Lemongras, Wacholder, Weihrauch, Myrrhe, Zimt, Grapefruit-Extrakt), Rosenwasser und Meersalz, die für ein besseres Raumklima auf allen Ebenen sorgen. Sie können mehrmals am Tag im Raum versprüht werden oder vor angespannten oder herausfordernden Situationen – auch als Blütenessenz-Kombinationen für die äußere Anwendung (Auraspray) verwendet leisten sie gute Unterstützung.

Bewusstseinsentwicklung

Nach dem Stepanovs Verfahren gewonnene Blütenessenzen transportieren die Heilkraft der Pflanzen und wirken damit als kraftvolle natürliche Katalysatoren und Impulsgeber, um gerade in seelischen Belastungssituationen Blockaden zu lösen und ein gestörtes Gleichgewicht auf ganz natürliche Weise wieder herzustellen. Love Remedies setzen an der Ursache einer Krankheit an, indem sie das Bewusstsein für ein Thema öffnen und damit einen natürlichen Prozess in Gang setzen. Eine wirkungsvolle und zugleich sanfte Heilmethode, die dem Patienten zwar die eigentliche »Arbeit« nicht abnimmt, ihm dafür aber Türen öffnet, um weiterzugehen. Die Rückbindung an die Urkräfte der Natur führt zu Berührungen und Resonanzen, die uns öffnen und unsere Entwicklung fördern.

Und noch ein entscheidender Hinweis für die Wirksamkeit der Sprays: Bevor Sie die Sprühessenzen einsetzen, ist es wichtig, ihre Schwingungsfrequenz wieder zu aktivieren. Das machen Sie vor jedem Gebrauch, indem Sie die verschlossene Flasche mit Ihrer Blütenessenz-Kombination in der einen Hand halten und sie 30-mal auf den Daumenballen der anderen Hand stoßen.

Die Anwendung der Einzelessenzen

Die sogenannte Alphaessenz bildet die Grundlage des Heilmittels. Dieser im direkten Kontakt mit den Blüten, unter reinsten und günstigsten Bedingungen gewonnene Auszug wird mit Wasser und reinem Weinbrand konserviert und von Mitarbeitern der Firma Love Remedies Deutschland in Handarbeit verschüttelt (auf diese Weise werden die Schwingungen aktiviert) und abgefüllt.

Für Stockbottle-Essenzen, die für Ärzte, Heilpraktiker und Naturheiler bestimmt sind, die sie noch weiter verdünnen, wird eine konzentrierte Blütenessenz verwendet: Ein Teil Muttertinktur wird wiederum mit je zehn Teilen Wasser und Weinbrand gemischt und verschüttelt.

Für Anwendungsessenzen von 20 Milliliter nimmt der Therapeut zwölf Tropfen aus der Stockbottle mit einer Mischung aus Wasser und Weinbrand zu gleichen Teilen (also 1:1) vermengt. Ist diese Essenz für den sofortigen Gebrauch ge-

Lauretana-Wasser

Die Anwendungsessenzen, die Sie fertig kaufen können, sind mit Lauretana-Hochquellwasser gemischt. Es entspringt im über 4600 m hohen Monte-Rosa-Massiv im Grenzgebiet zwischen der Schweiz und Italien, strömt unterirdisch in tiefen Windungen kristallinen Gesteins zur 1050 Meter hoch gelegenen Lauretana-Quelle und wird in Graglia im Piemont frei fließend abgefüllt. Die Quelle ist artesisch, das bedeutet, das Wasser wird nicht in beliebiger Menge mechanisch abgepumpt, sondern die Natur spendet es freiwillig. Auf seinem Weg durch das Gebirgsmassiv erhält es durch den Kontakt mit den unterschiedlichen Quarzen eine hohe biophysikalische Stabilität. Zugleich enthält es mit nur 14 Milligramm Mineralien pro Liter am wenigsten gelöste Stoffe im Vergleich aller europäischen Wasser. Daher gilt es als das leichteste Wasser Europas. Seine hohe Qualität, es ist stabil mit enormer Widerstandskraft gegen negative Einflüsse, aber zugleich sehr feinstofflich, macht das Lauretana-Wasser zum idealen Träger für die heilsamen Schwingungen der australischen Wildblüten, da sie diese kaum stören und bestens weitergeben. Wenn Sie die Anwendungsessenzen selber anmischen möchten, bekommen Sie dieses hochwertige Quellwasser in Reformhäusern und Naturkost- sowie auch Bioläden oder Sie können es dort bestellen. Notfalls greifen Sie auf ein anderes gutes Quellwasser zurück.

dacht, kann auch nur reines Quellwasser genommen werden. Vor jeder Einnahme dieser Anwendungsessenz wird die geschlossene Gebrauchsflasche wie oben beschrieben geschüttelt, um so die Energieschwingung zu aktivieren.
Haben Sie Ihre Blüte gefunden, kommt die Anwendungsessenz dieser Buschblüte zum Einsatz. Es gibt sie fertig in der Apotheke zu kaufen oder sie kann aus einer Stockbottle Ihres Arztes oder Heilpraktikers (Therapeutenliste unter www.ethnomed.de) hergestellt werden.
Als »Love Remedies« sind die insgesamt 45 Anwendungsessenzen gebrauchsfertig angemischt auch im Handel.

Die Dosierung von Tropfen und Sprays

Generell gilt: Um die sehr hohen Schwingungen der Essenzen nicht zu stören oder sie in ihrer Wirkung zu schwächen, sollten Sie die Fläschchen nicht zu großer Hitze aussetzen, sie vor direktem künstlichen Licht (Neon) schützen, aber auch von strahlenden Geräten wie etwa Computern, Fernsehern, Handys oder Funktelefonen fernhalten. Die Anwendungsessenz können Sie wie die Vitalsprays innerlich, aber auch äußerlich anwenden (zur Erinnerung: die Aura- und die Umweltsprays nur äußerlich).
Und auch hier der Hinweis für die Wirksamkeit der Tropfen und Sprays: Bevor Sie die Einzelessenzen einnehmen oder auf andere Art nutzen, ist es wichtig – genauso wie bei der Anwendung der Sprays – ihre Schwingungsfrequenz wieder zu aktivieren. Das machen Sie vor jedem Gebrauch, indem Sie die verschlossene Flasche mit Ihrer Blütenessenz in der einen Hand halten und sie 30-mal auf den Daumenballen der anderen Hand stoßen.

Innerliche Anwendung

Geben Sie dann drei Tropfen Ihrer Blütenessenz aus der Anwendungsflasche dreimal am Tag unter Ihre Zunge und lassen Sie sie dort zergehen. Sie können auch sechs Tropfen der Essenz in ein Glas Wasser geben. Gut mit einem Plastik-, Holz- oder Porzellanlöffel umrühren und die Mischung über den Tag verteilt schluckweise trinken.

Einnahmemenge und Einnahmedauer

Die Einnahme erfolgt in den ersten zwei Wochen wie oben beschrieben: drei bis acht Tropfen pro Tag. Danach hat es sich bewährt die Einnahme intuitiv zu gestalten. Das bedeutet, wir überlassen es unserer inneren Eingebung und nehmen die Essenzen ganz nach eigenem Gefühl ein. So kann dies fünf- bis sechsmal pro Tag, aber manchmal auch nur einmal pro Tag sein.

Äußerliche Anwendung

Einzelessenzen wie Sprays können auch auf Reflexpunkte, Akupunkturpunkte oder Chakras gegeben werden. Auch das Einmischen in Massageöle und Cremes hat eine gute Wirkung.

Love Remedies bei Kindern

Die heutige Zeit stellt das kindliche Empfinden vor große Herausforderungen. Viele Emotionen, Gefühle und Bedürfnisse finden keine Beachtung und keinen Ausdruck.
So kommt es zu Ungleichgewichten und Blockaden im Energiefluss des Kindes. Diese entladen sich über Verhaltensauffälligkeiten, körperliche Symptome und oftmals auch in Krankheiten. Die Schulmedizin ist machtlos, die Anwendung chemischer Mittel meist nur schwer zu verantworten.

Beispiele für die Anwendung der sechs wichtigsten Blütenmischungen bei Kindern

Attention

ADHS, Aufmerksamkeitsdefizite, Entscheidungsschwierigkeiten bei Alltagsdingen, Schulprobleme durch Schusseligkeit, Unkonzentriertheit, Unzuverlässigkeit, Flüchtigkeitsfehler, Hektiker, Hyperaktive Kinder mit Bewegungsüberschuss auf Grund oftmals chaotischer Reizüberflutung, Schwierigkeiten, aufmerksam bei einer Sache zu bleiben, ständige Unruhe mit Lernschwierigkeiten, Zerstreutheit und Ungeduld, Spontaneität und Sprunghaftigkeit, Tendenz zum Träumer, Suchen von Aufmerksamkeit (Energie) bzw. Bestätigung, oft Tendenz zum Einzelgänger, vom sozialen Leben abgeschnitten, Zappelphilipp, Sprunghaftigkeit, ständig am Fummeln, in ruhelosem Bewegungsdrang gefangen, oftmals gleichzeitig sehr intelligent.

Change

Stresssituationen, auf Reisen, bei Umzügen, Kindergarten oder Schulanfang, Schulwechsel, Lehrer- oder Klassenwechsel, Klassenfahrt, wenn Entscheidungen zu fällen sind, Angst nicht weiterzukommen, Angst vor Neuem, Entscheidungsprobleme, Pubertätsexzesse, Fernseh- oder Computer-Sucht, Handy-SMS-Sucht, häufiges Kopfverdrehen.

Confidence

Übertriebene Anhänglichkeit, Verlangen nach dauernder Zuwendung und Aufmerksamkeit, Schüchternheit, Klammern an die Mutter, Angst vor Blamage, Angst vor Tieren, Schüchternheit, Legasthenie, Verlustängste, Haare drehen, Wegrennen vom Esstisch, Naserümpfen, Grimasse schneiden, Lispeln, Stottern, Tics (Augenzucken u.a.).

Compassion

Trauer beim Zerbrechen von Beziehungen, bei nervösen Zusammenbrüchen, schwierigen Situationen im Leben, Angst vor Fremden, Schadensfreude, Spinnen-Schlangen-Hunde-Angst, Schulter-Zucken, Tierquälerei, Doktorspiele.

Focus

Lern- und Konzentrationsstörungen, Tagträumereien, Schnipsel schießen, am Bleistift drehen, Stuhlschaukeln.

Relax

Ängste, Schlafstörungen, Augenzucken, -zukneifen, -zwinkern, Nase hochziehen, Brille zurechtrücken, Kieferknacken, Zehenschnipsen, Nasebohren, Fingernägelkauen, Bleistiftkauen.

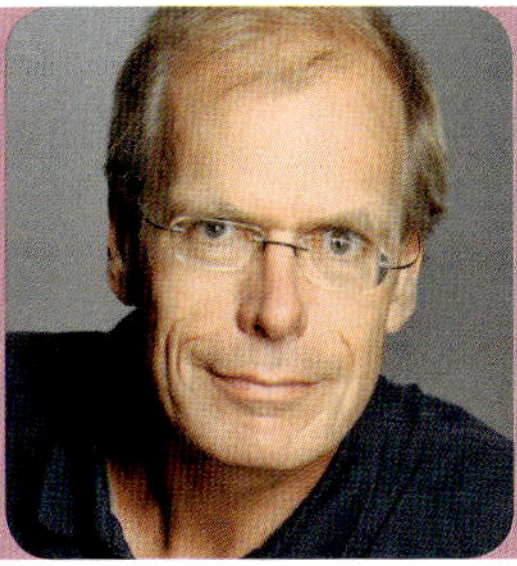

Foto: Maren Kolf

Der Autor

Dr. med. Ingfried Hobert praktiziert als Arzt für Ganzheitsmedizin und Ethnomedizin in eigener Praxis am Steinhuder Meer. Hier verbindet er das Beste aus verschiedenen Welten miteinander: Schulmedizin, Naturheilkunde und traditionelles Heilwissen anderer Kulturen. Er ist Meditationslehrer und Autor zahlreicher Gesundheitsratgeber und Bücher über traditionelle Heilverfahren. Ihm wurde es zur Lebensaufgabe, die jahrtausendealten Weisheiten und Heilkünste anderer Kulturen zu erforschen und auf ihre Anwendbarkeit im Westen zu prüfen. In einem eigens entwickelten ganzheitlichen Therapiekonzept wendet er dieses Wissen mit großer Leidenschaft in seiner Praxis an.

Adressen

Informationen und Beratungen
Praxis für Ganzheitsmedizin
Dr. med. Ingfried Hobert
An der Friedenseiche 5
D-31515 Steinhude am Meer
E-Mail: praxis@drhobert.de
www.drhobert.de
www.ethnomed.de
Tel.:+49 5033 95030
Fax: +49 05033 950333

Infomaterial, Bestellung von Blütenessenzen und Mischungen
Love Remedies Deutschland
Ostenmeer 37
D-31515 Steinhude am Meer
E-Mail: info@loveremedies.de
www.loveremedies.de
www.wildblueten.de
Tel.:+49 5033 911732
Fax:+49 5033 911879

Das Wildblüten-Kartenset –

der intuitive Weg zur Klärung unserer Lebensfragen

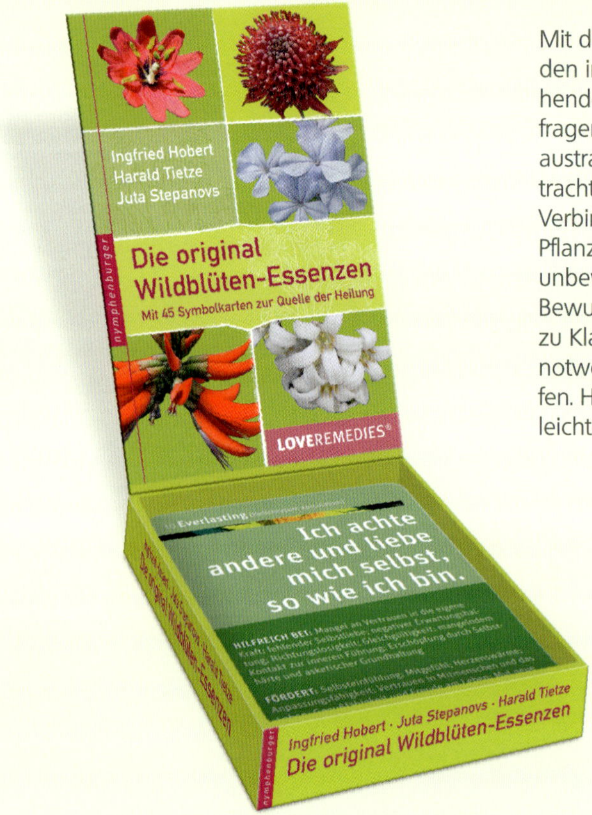

Die Kartenbox zum Buch

Mit den 45 Blütenkarten finden Sie den intuitiven Weg zur Klärung anstehender Schattenthemen und Lebensfragen. Jede Karte zeigt die Blüte einer australischen Heilpflanze. Mit dem Betrachten des Blütenbildes gehen Sie in Verbindung mit der Ausstrahlung der Pflanze. Sie wirkt als Impulsgeber auf unbewusste seelische Strukturen. Das Bewusstsein erweitert sich. Es kommt zu Klarheit und Einsichten, die helfen, notwendige Entscheidungen zu treffen. Hindernisse im Alltag können so leichter überwunden werden.

Ingfried Hobert / Harald Tietze / Juta Stepanovs

Die original Wildblüten-Essenzen (Box)

Mit 45 Symbolkarten zur Quelle der Heilung

ISBN 978-3-485-01366-6

Mehr aus der Reihe
nymphenburger**kompetent**

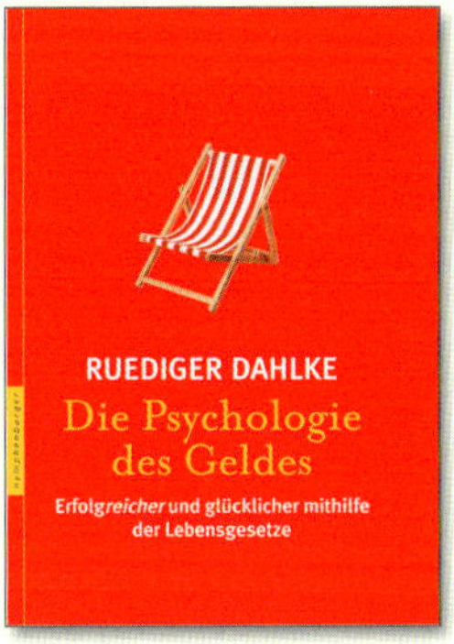

144 S., ISBN 978-3-485-01147-1

Aufschlussreich und mit konstruktiven Tipps: Der Erfolgsautor und erfahrene Psychotherapeut deckt die psychologischen Hintergründe unseres Umgangs mit Geld auf und erklärt, wie wir zu einem entspannten Verhältnis zum Geld zurückfinden.

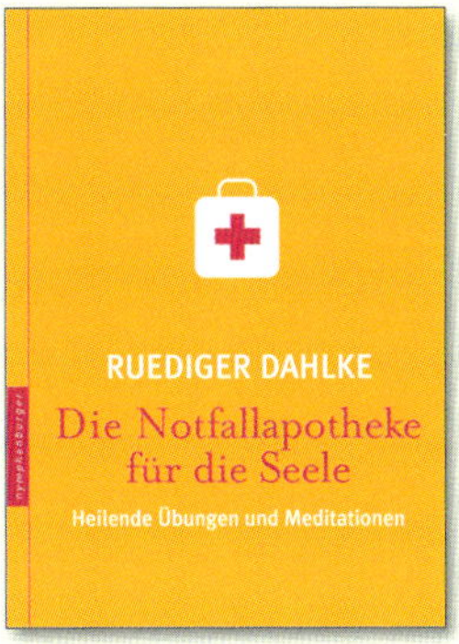

128 S., ISBN 978-3-485-01120-4

Die Botschaften der Seele verstehen: Ruediger Dahlke zeigt, wie jeder konkret etwas für sich tun kann, wenn Angst, Stress, Burn-out, Trauer, Wut oder Enttäuschung das Leben beeinträchtigen. Die Übungen verhelfen zu mehr Vertrauen und Lebensfreude.

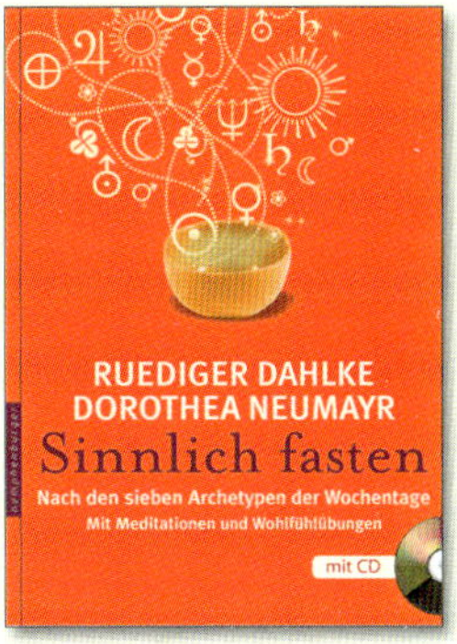

152 S., ISBN 978-3-485-01307-9

Erneuern Sie Körper und Seele! Dank Fasten hört, sieht, riecht, schmeckt und fühlt man intensiver. Die Autoren erklären, wie man das Bewusstsein für alle Sinne schult und eine klare Vision des eigenen Lebens findet.

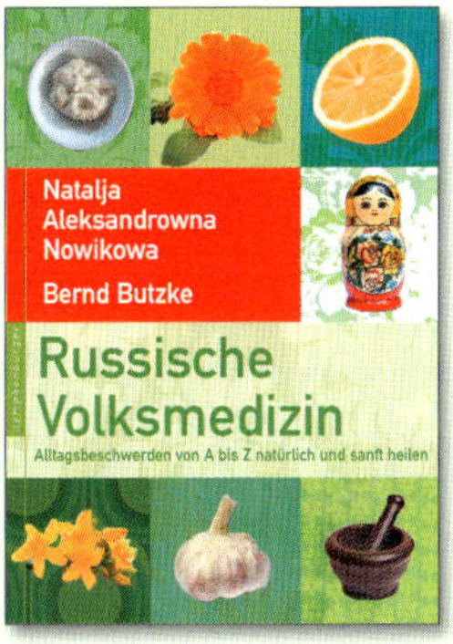

160 S., ISBN 978-3-485-01333-8

Sanfte Hilfe aus der Natur: Aus natürlichen Zutaten, die in jedem Haushalt zu finden sind, lassen sich Aufguss, Wickel, Tee oder Salbe herstellen. Im Buch werden die häufigsten Alltagsbeschwerden von A bis Z medizinisch erklärt und einfach anwendbare Rezepte empfohlen.

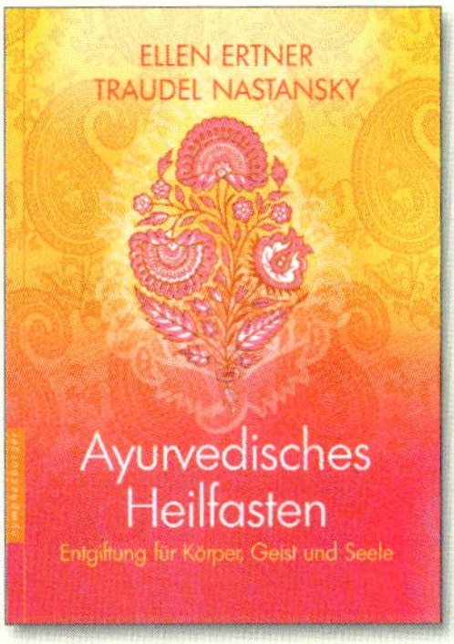

136 S., ISBN 978-3-485-01342-0

Fasten bedeutet im Ayurveda eine gezielte Anregung der Verdauung zur Entgiftung des Körpers. Mit Rezepten für die Fastentage und Anregungen für die Entlastungs- und Aufbautage ist das Programm alltagsbegleitend konzipiert und wurde mit Ayurveda-Ärzten auf Sri Lanka entwickelt.

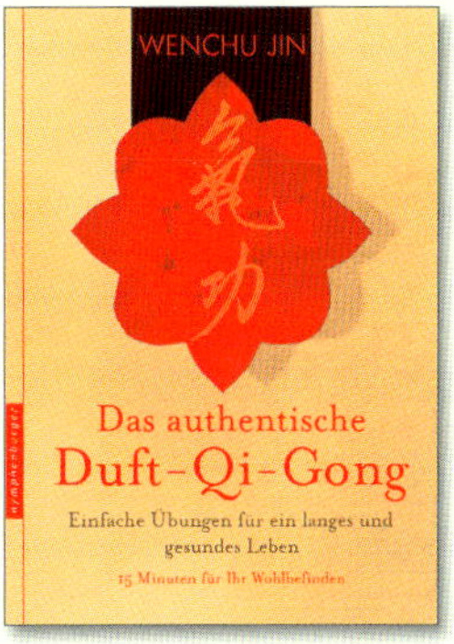

112 S., ISBN 978-3-485-01360-4

Durch die Übungen des Duft-Qi-Gong wird der Körper entgiftet, um frische Lebensenergie aufnehmen zu können. Je weiter dieser Prozess fortschreitet, desto besser duftet der Übende. Ein Teil des Programms kann im Sitzen ausgeführt werden und ist somit auch für ältere Menschen geeignet.

www.nymphenburger-verlag.de